一日三餐营养记

129道北京热销菜肴食物成分表

主编　刘晓峰　赵　榕　段佳丽

中国协和医科大学出版社
北　京

图书在版编目（CIP）数据

一日三餐营养记 / 刘晓峰，赵榕，段佳丽主编. —
北京：中国协和医科大学出版社，2023.5
ISBN 978-7-5679-2198-6

Ⅰ. ①一… Ⅱ. ①刘… ②赵… ③段… Ⅲ. ①食谱—
中国 Ⅳ. ① TS972.182

中国国家版本馆 CIP 数据核字（2023）第 085590 号

一日三餐营养记——129 道北京热销菜肴食物成分表

主　　编：刘晓峰　赵　榕　段佳丽
策　　划：杨　帆
责任编辑：高淑英　杨晓慧
封面设计：邱晓俐
责任校对：张　麓
责任印制：张　岱

出版发行：中国协和医科大学出版社
（北京市东城区东单三条 9 号　邮编 100730　电话 010-65260431）
网　　址：www.pumcp.com
经　　销：新华书店总店北京发行所
印　　刷：小森印刷（北京）有限公司

开　　本：880mm × 1230mm　1/24
印　　张：6.75
字　　数：110 千字
版　　次：2023 年 5 月第 1 版
印　　次：2023 年 5 月第 1 次印刷
定　　价：49.00 元

ISBN 978-7-5679-2198-6

编者名单

主　编　刘晓峰　赵　榕　段佳丽

副主编　屠瑞莹　赵海燕　柳　静

编　者　（按姓氏笔画排序）

王　正　王春晖　朱文通　刘泰然　刘晓峰

孙开奇　李　兵　杨永红　肖香兰　吴国华

沙博郁　宋卫萍　陈忠辉　范　赛　罗仁才

周香玉　孟　娟　赵　榕　赵海燕　柳　静

段佳丽　屠瑞莹

顾　问　王　竹　徐维盛　马冠生　李　岩

前　　言

随着经济水平的发展和生活节奏的改变，人们的饮食行为发生了很大变化，餐馆就餐、网上订餐成为越来越多市民的就餐选择。为了了解北京市市售热销成品菜肴的营养成分水平，有的放矢地指导居民在就餐环节中科学选择菜品，合理搭配饮食，2019—2021 年，在中国疾病预防控制中心营养与健康所和北京市卫生健康委员会的支持下，北京市疾病预防控制中心营养与食品卫生所完成了北京市域内热销的 129 道成品菜肴的营养成分测定和数据分析。

本书所列菜肴以北京市域餐馆及网上销售的热销菜肴为主。首先通过大众点评、美团、饿了么等点餐平台对餐饮店销售的成品菜情况进行预调查，在此基础上通过现场点餐、网上订餐等形式共采集了 129 道成品菜肴，其中主食 20 道；凉菜和熟食 18 道；热菜中京菜 15 道，鲁菜 12 道，川、贵、湘菜 18 道，苏、浙、粤菜 11 道；清真菜 13 道；热销小吃 22 道。

本书发表的热销成品菜肴营养成分数据包括能量、蛋白质、脂肪、糖、胆固醇、膳食纤维等一般营养成分8种，维生素5种，矿物质10种，脂肪酸36种，嘌呤4种，氨基酸17种。除了给出一般营养成分数据以外，还尽可能给出了碘、脂肪酸、嘌呤等民众关注的特殊营养成分数据，有助于读者根据需求查找成品菜肴的营养数据，进行科学的就餐选择和合理膳食的科普宣传。

为正确理解和使用菜肴营养数据，本书还给出了相应的菜肴图片，供读者参考。与此同时，编委团队还为此书配套了“我的营养我做主”营养挂图。读者朋友们可以依据图书内容，制定一份符合自己口味的膳食营养表，方便日常使用。

本书的编写和审阅过程，实为一次对科学就餐、合理膳食的再梳理与再认识。由于本书涉及内容较广，数据较多，加之编者水平有限，书中难免有疏漏之处，诚盼广大读者给予指正。

编　者

2023年5月

目录

1

第一章　使用指南

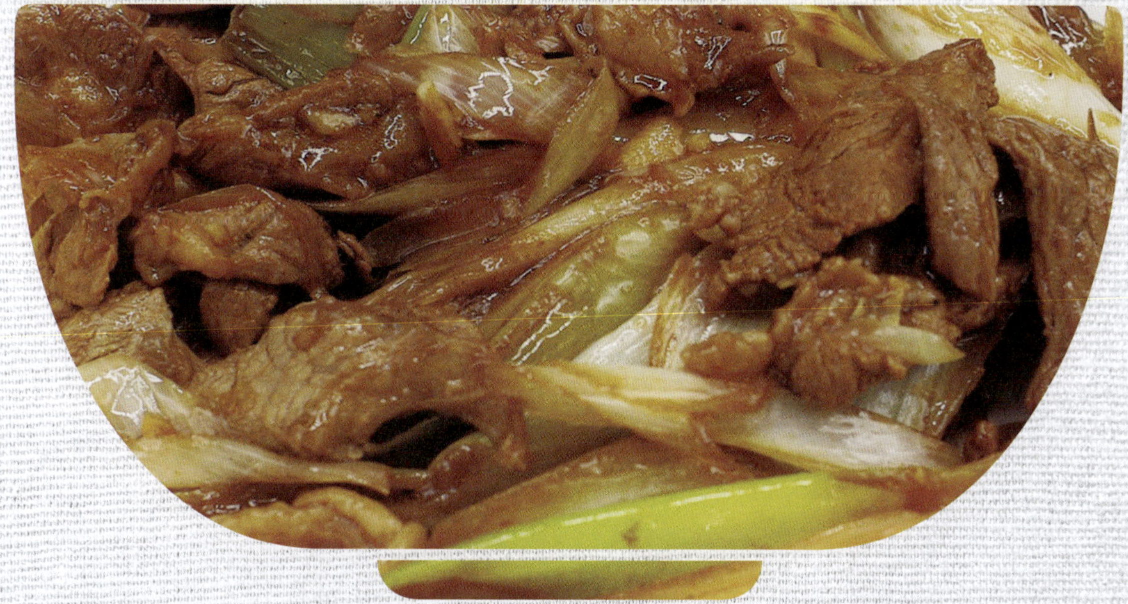

第一节　采样原则

一、菜肴的典型性

优选北京当地典型的、居民消费频次高的，对评估居民膳食营养健康状况有意义的菜肴样品。

二、采样的代表性

为保证采样的代表性，每种成品菜肴在典型餐馆至少采集 3 份（有分店的各采 1 份），经处理择分可食部（即可食部分）后，混合作为统一待测样品。

每种菜肴采样量应满足检测要求，要足够多，菜量较少的菜肴应采集≥3 份。

第二节 食物可食部

本书中所有营养素的含量均以“每 100 克可食部食物”表达。

很多菜肴具有不可食部分。分析工作者对于从餐馆中采集来的菜肴样品，按照北京市居民通常的加工、烹调和饮食习惯，去掉其中不可食用的部分后，剩余的即为菜肴的可食部分，如鸡腿要去掉骨头、毛血旺要去掉辣油等。“可食部”一栏中的数值表示某一菜肴中可食用部分占菜肴样品的百分比。可食部百分比和废弃率是互换互补的概念。可食部的数值表示每 100 克食物中，可以食用的部分占该食物的比例。废弃率则是不可以食用部分占该食物的比例。公式为：

$$\text{可食部}(EP)=\frac{[\text{食品重量}(W)-\text{废弃部分的重量}(W1)]}{\text{食品重量}(W)}\times 100\% \qquad (\text{式}1\text{-}1)$$

计算 100 克菜肴中营养成分的含量，可用下面的公式：

$$X=A\times EP \qquad (\text{式}1\text{-}2)$$

式中，X：100 克市售食物中某营养素的含量；A：食物成分表中每 100 克可食部中该种营养素的含量；EP：食物成分表中可食部比例（%）。

菜肴的可食部比例不是固定不变的，它会因运输、贮藏和加工处理等方面的不同而有所不同。因此，当认为菜肴实际的可食部比例与表中的数值有较大出入时，可以采用自己实际测定的菜肴可食部的比例来计算营养素含量。

第三节　食物成分术语定义

一、能量

能量为计算值，采用各供能营养素克重量乘以相应的能量转换系数，再求和而得，单位以千焦耳（kJ）表示。

计算公式为：

$$\text{能量(kJ)}=\text{蛋白质}\times 17+\text{脂肪}\times 37+\text{可利用碳水化合物}\times 17+\text{膳食纤维}\times 8 \quad \text{(式1-3)}$$

$$\text{碳水化合物(可利用)}=100-(\text{蛋白质}+\text{脂肪}+\text{水分}+\text{灰分}+\text{膳食纤维}) \quad \text{(式1-4)}$$

表 1-1　能量转换系数

营养素名称	能量转换系数 /（kJ/g）
蛋白质	17
脂肪	37
碳水化合物	17
膳食纤维	8

二、宏量营养素

1. 蛋白质 食品中蛋白质是用凯氏定氮法测定食物总氮量，再乘以相应的蛋白质转换系数而得。

2. 氨基酸 氨基酸通过高效液相色谱法测定并加和而来。氨基酸是构成蛋白质的基本单位，分为必需氨基酸和非必需氨基酸。必需氨基酸指人体内不能合成或合成速度远不能满足机体需要，必须由食物蛋白质供给的氨基酸，包括 8 种：赖氨酸、色氨酸、苯丙氨酸、甲硫氨酸、苏氨酸、异亮氨酸、亮氨酸、缬氨酸。

3. 膳食纤维 本书采用酶重量法测定总膳食纤维，包括可溶性和不可溶性膳食纤维。

4. 脂肪和脂肪酸 食物中总脂肪是用酸水解索氏提取法测定，数值实际代表粗脂肪，其中除脂肪外，尚有蜡、磷脂、固醇、松脂及色素等脂溶性物质。脂肪酸采用气相色谱法测定，其中包含饱和脂肪酸、单不饱和脂肪酸、多不饱和脂肪酸、反式脂肪酸。由于粗脂肪中磷脂、固醇等不能水解为脂肪酸，因此不能简单地将测定的全部脂肪酸数值的总和等同于食物中脂肪总量。

5. 糖 本书食物中糖采用高效液相色谱法测定，包括单糖（葡萄糖、果糖）和双塘（蔗糖、麦芽糖、乳糖）。

三、维生素

1. 维生素 A（视黄醇） 维生素 A 是人体必须的多种维生素之一，具有改善治疗维生素 A 缺乏症的作用与功效，适应证包括夜盲症、干眼病、角膜软化症和皮肤粗糙等。本书食物中维生素 A 采用高效液相色谱法测定。

2. 维生素 E 　维生素 E 在食物中有多种存在形式，如 α－生育酚、β－生育酚、γ－生育酚、δ－生育酚，α－三烯生育酚、β－三烯生育酚、γ－三烯生育酚、δ－三烯生育酚等，其中 α－生育酚生物活性最高。不同形式的维生素 E 在体内利用率不同，本书食物中维生素 E 采用高效液相色谱法测定，食物中 α－生育酚当量（α－TE）计算使用以下公式：

$$\text{维生素E}(\alpha\text{-TE})=\alpha\text{-生育酚}+0.5\times\beta\text{-生育酚}+0.1\times\gamma\text{-生育酚}+0.01\times\delta\text{-生育酚} \quad \text{(式1-5)}$$

3. 维生素 C 　维生素 C 存在于植物性食物中，动物性食物中含量极少。维生素 C 的天然结构为 L 型，D 型的生理活性仅为 L 型的 10%。本书食物中维生素 C 采用高效液相色谱法测定。

4. 维生素 B_1 和维生素 B_2 　维生素 B_1 又称硫胺素，因为能够预防和治疗脚气病，因此又被称为抗神经炎素。硫胺素富含于谷类中，谷粒的外皮（如麦麸和米糠）中含量丰富，在动、植物食品中也含有维生素 B_1。人体中的许多酶的辅酶也含有硫胺素。维生素 B_2 又称核黄素，核黄素存在于植物性食物中，是人体内多种酶的辅酶，具有生理活性，并在代谢中起重要作用。本书食物中维生素 B_1 和维生素 B_2 采用高效液相色谱法测定。

四、矿物质

矿物质是构成人体组织和维持正常生理功能必需的各种元素的总称，缺乏会引起生理功能异常。每日膳食需要量在 100mg 以上为常量元素，如钙、磷、钾、镁、钠等。每日膳食需要量在 100mg 以下为必需微量元素，如铁、锌、铜、钴、钼、硒、碘、铬。本书食物中矿物质采用电感耦合等离子体发射光谱法测定。

五、嘌呤

嘌呤是核酸的重要组成部分，在人体内氧化并最终代谢成尿酸排出体外，尿酸过高就会引起痛风。海鲜、肉类、豆类中嘌呤含量都较高。本书中嘌呤数据采用高氯酸水解，超高效液相色谱法（ultra-high performance liquid chromatography，UPLC）检测的方法：总嘌呤 = 腺嘌呤 + 鸟嘌呤 + 次黄嘌呤 + 黄嘌呤。

第四节　食物成分分析方法及数据表达

一、国标方法

蛋白质、脂肪、水分、灰分、糖等食物成分的测定采用国标方法，分析所使用的检测方法和表达方式详见表 1-2。

表 1-2　食物中营养成分分析方法（国标方法）及数据表达

食物成分名称	计量单位	分析或计算方法	检测依据	精确度
能量	kJ	供能营养素 × 能量转换因子，并求和	GB/Z 21922—2008	± 1
水分	g	重量法	GB 5009.3—2016（第一法）	± 0.1
灰分	g	重量法	GB 5009.4—2016（第一法）	± 0.1
蛋白质	g	凯氏定氮法 蛋白质 = 总氮 × 蛋白质转化因子	GB 5009.5—2016（第一法）	± 0.1
脂肪	g	酸水解法	GB 5009.6—2016（第二法）	± 0.1
糖	g	高效液相色谱法	GB 5009.8—2016（第一法）	± 0.1
膳食纤维	g	酶 – 重量法	GB 5009.88—2014	± 0.1

续表

食物成分名称	计量单位	分析或计算方法	检测依据	精确度
胆固醇	mg	气相色谱法	GB 5009.128—2016（第一法）	± 1
脂肪酸	g	气相色谱法	GB 5009.168—2016（第一法）	± 0.001
维生素 A	μg	高效液相色谱法	GB 5009.82—2016（第一法）	± 1
α-生育酚当量	mg	高效液相色谱法 维生素 E（α-TE）= α-生育酚 + 0.5 × β-生育酚 + 0.1 × γ-生育酚 + 0.01 × δ-生育酚	GB 5009.82—2016（第一法）	± 0.01
维生素 B_1	mg	高效液相色谱法	GB 5009.84—2016（第一法）	± 0.01
维生素 B_2	mg	高效液相色谱法	GB 5009.85—2016（第一法）	± 0.01
维生素 C	mg	高效液相色谱法	GB 5009.86—2016（第一法）	± 0.1
钙	mg	电感耦合等离子体发射光谱法	GB 5009.268—2016（第二法）	± 1
磷	mg	电感耦合等离子体发射光谱法	GB 5009.268—2016（第二法）	± 1
钾	mg	电感耦合等离子体发射光谱法	GB 5009.268—2016（第二法）	± 1
钠	mg	电感耦合等离子体发射光谱法	GB 5009.268—2016（第二法）	± 0.1
镁	mg	电感耦合等离子体发射光谱法	GB 5009.268—2016（第二法）	± 1
铁	mg	电感耦合等离子体发射光谱法	GB 5009.268—2016（第二法）	± 0.1
锌	mg	电感耦合等离子体发射光谱法	GB 5009.268—2016（第二法）	± 0.01

续表

食物成分名称	计量单位	分析或计算方法	检测依据	精确度
铜	mg	电感耦合等离子体发射光谱法	GB 5009.268—2016（第二法）	± 0.01
锰	mg	电感耦合等离子体发射光谱法	GB 5009.268—2016（第二法）	± 0.01

二、非标方法

碘、嘌呤、氨基酸采用非标方法检测，通过质控样或盲样测试进行数据质量控制（表 1-3）。

表 1-3　食物中营养成分分析方法（非标方法）及数据表达

食物成分名称	计量单位	分析或计算方法	精确度
碘	μg	电感耦合等离子体质谱法	± 0.1
嘌呤	mg	超高效液相色谱法	± 0.01
氨基酸	mg	超高效液相色谱法	± 1

电感耦合等离子体质谱（ICP-MS）法由于快速灵敏，已逐渐成为碘含量测定的主要方法之一。嘌呤的测定目前没有国标方法，本书采用了实验室研发的超高效液相色谱法进行检测；氨基酸采用 AOAC 超高效液相色谱法进行检测。

（一）菜肴中碘的测定方法

1. 仪器和设备　电感耦合等离子体质谱仪（ICP-MS）；分析天平（感量为 0.1mg 和

1mg)；恒温干燥箱或恒温水浴摇床；样品粉碎设备：匀浆机、高速粉碎机；离心机（转速大于 3000r/min），涡旋混匀器。

2. 试剂和材料 除另有说明，本方法所用试剂均为优级纯，水为仪器分析用高纯水。

异丙醇：色谱纯。氩气（≥ 99.99%）或液氩。氦气（≥ 99.99%）。

标准品：碘化钾（KI）或碘酸钾（KIO_3）：基准试剂。

3. 标准溶液的配制 包括碘系列标准溶液、内标元素标准溶液的配制。

碘系列标准溶液：分别吸取适量体积的碘标准使用液，用稀释液配制成浓度为 0、0.100、1.00、5.00、10.0、15.0、20.0μg/L 的系列标准溶液，亦可依据样品溶液中碘元素浓度适当调整系列标准浓度范围。

内标元素标准溶液（1000mg/L）：碲（Te）、铟（In）、铑（Rh）、铼（Re）等任意一种单元素或多元素内标标准贮备液。

4. 试样处理 称取试样 0.2~1g（精确到 0.001g，含水分较多的样品可适当增加取样量）于 50mL 的耐 110℃塑料离心管中，加入 5mL 提取液，涡旋 1 分钟，使样品充分分散均匀，旋紧盖子，置于 85 ± 5℃烘箱（每隔半小时取出振摇）或水浴摇床提取 3 小时，冷却，用水定容至 50mL，并以大于 3000r/min 的转速，离心 10 分钟，取上层清液用 0.45μm 过滤膜过滤后备用，同时做试剂空白。

5. 仪器操作参考工作条件 射频功率 1550W；等离子气流速 15L/min；载气流速 0.80~0.90L/min；辅助气流速 0.30~0.40L/min；分析时泵速 0.10r/s；采样深度 8~10mm；雾化器

为高盐/同心雾化器；半导体制冷雾室，控温在2.0℃；石英炬管；碰撞池气体He气流速4~5mL/min，每测一个样品，进样系统的冲洗时间大于60秒。

6. 测定参考条件　在调谐仪器达到测定要求后，编辑测定方法，选择碘元素同位素（^{127}I）及内标碲同位素（^{125}Te、^{130}Te）或^{103}Rh或^{115}In或^{185}Re。

7. 标准曲线的制作　将碘标准溶液注入ICP-MS中，测定碘元素和内标元素的信号响应值，以碘元素的浓度为横坐标，碘元素与所选内标元素响应信号值的比值为纵坐标，绘制标准曲线。

8. 试样溶液的测定　将空白和试样溶液分别注入电感耦合等离子质谱仪中，测定碘元素和所选内标元素的信号响应值，计算碘元素与所选内标元素的响应信号值比值，根据标准曲线得到待测液中碘元素的浓度。

（二）菜肴中嘌呤的测定方法

1. 仪器和试剂　超高效液相色谱仪，配PDA检测器，恒温干燥箱，酸度计，分析天平（感量0.1mg），超纯水制备系统。

黄嘌呤、次黄嘌呤、鸟嘌呤、腺嘌呤标准品（纯度98%），甲醇、乙酸铵（色谱纯），高氯酸、氢氧化钠、氢氧化钾（优级纯）。

2. 标准溶液的配制　分别精密称取黄嘌呤、次黄嘌呤、鸟嘌呤、腺嘌呤标准品各10.0mg，置于10mL容量瓶中，用1mol/L NaOH溶液溶解，用水稀释至刻度，配制成1.0mg/mL的标准储备液，4℃保存。各取标准储备液1mL置于10mL容量瓶中，用水定容，配制成100μg/mL

的混合标准使用液。分别吸取适量体积的使用液，用水稀释，制备成浓度为 1.0、2.0、5.0、10.0、20.0μg/mL 的标准系列。

3. 实验方法 准确称量 0.4~1.0g 制备好的样品于 50mL 塑料离心管中，加入 4%（V/V）$HClO_4$ 溶液 10mL，100℃恒温水浴 60 分钟，冰浴冷却，用 2mol/L KOH 溶液调节 pH 到 8.4，流动相定容到 25mL，取上清液过 0.22μm 滤膜后待测。

4. 液相色谱条件 岛津 Shim-pack GIST C18-AQ 色谱柱（2.1mm × 100mm，1.9μm）；流动相：等度洗脱，10mmol/L 乙酸铵 - 甲醇（98 : 2，V/V），预混合后用氨水调节 pH 至 8.4；流速 0.3mL/min；柱温 30℃；进样体积 1μL；检测波长 254nm。

5. 试样测定 将标准系列工作溶液上机测定，以嘌呤浓度为横坐标，峰面积为纵坐标绘制标准曲线（图 1-1）。测定试样溶液中目标物的峰面积，根据标准曲线得到样品中嘌呤的浓度（图 1-2）。

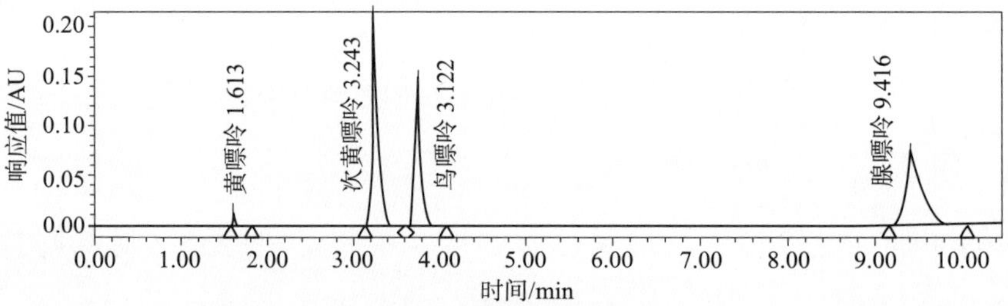

图 1-1 标准色谱图

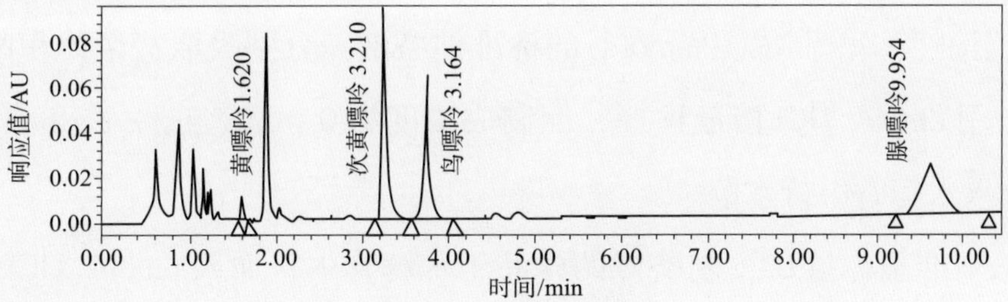

图 1-2　样品色谱图

（三）菜肴中氨基酸的测定方法

1. 仪器和试剂　超高效液相色谱仪，配 PDA 检测器，恒温干燥箱，真空泵，水解管，分析天平（感量 0.1mg），超纯水制备系统。

0.0025mol/L 混合氨基酸标准溶液，胱氨酸标准品，正缬氨酸（Nva）标准品，AccQ · Tag™ Ultra 衍生剂；AccQ · Tag™ Ultra 洗脱液 A、B（色谱纯），浓盐酸、氢氧化钠（优级纯）、苯酚（须重蒸馏），高纯氮气（纯度 99.99%）。

2. 标准溶液的配制　包括内标溶液、16 种氨基酸标准溶液、胱氨酸标准溶液的配制。

内标溶液：精密称取正缬氨酸（Nva）标准品 110.0mg，置于 100mL 容量瓶中，用 0.1mol/L HCl 溶液定容至刻度，配制成 10mmol/L 的内标储备液。

16 种氨基酸标准溶液：分别吸取适量体积的混合氨基酸标准溶液和内标溶液，用 0.1mol/L HCl 溶液稀释，配制成浓度为 0、0.5、1、5、10、25μmol/mL 的系列标准溶液。

胱氨酸标准溶液：精密称取胱氨酸标准品 140.0mg，置于 100mL 容量瓶中，用 0.05mol/L NaOH 溶液定容至刻度，配制成 10mmol/L 的标准储备液。分别吸取适量体积的胱氨酸标准溶液和内标溶液，用 6mol/L HCl 溶液稀释，配制成浓度为 0、0.5、1、2.5、5、10μmol/mL 的标准系列溶液，放入水解管中待水解。

3. 实验方法　准确称量 0.2g 制备好的样品于水解管中，加入 6mol/L HCl 溶液 10mL，加入新蒸馏的苯酚 3 滴，再将水解管抽真空后充入高纯氮气，拧紧螺丝盖。将样品溶液和胱氨酸系列标准溶液放在 110℃恒温干燥箱内，水解 22 小时后，取出冷却。将水解液用 6mol/L NaOH 溶液中和，滤膜过滤后，用 AccQ · Tag™ Ultra 衍生剂进行衍生，上机测定。

4. 液相色谱条件　BEH C18 色谱柱（2.1mm × 150mm，1.7μm）；流动相：AccQ · Tag™ Ultra 洗脱液 A、B，梯度洗脱；流速 0.4mL/min；柱温 50℃；进样体积 1μL；检测波长 260nm。

5. 试样测定　将混合氨基酸和胱氨酸标准系列溶液上机测定，以浓度为横坐标，峰面积为纵坐标绘制标准曲线。测定试样溶液中目标物的峰面积，根据标准曲线得到待测液中氨基酸的浓度（图 1-3 ~ 图 1-6）。

三、说明

每种菜肴的检测样本份数均大于或等于 3，测定结果以均值表示。未检出或低于检出限用 Tr 表示。

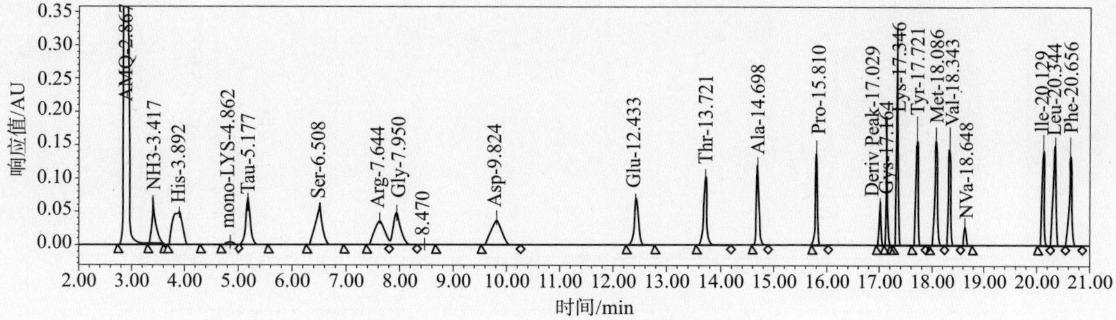

图 1-3　16 种氨基酸标准色谱图

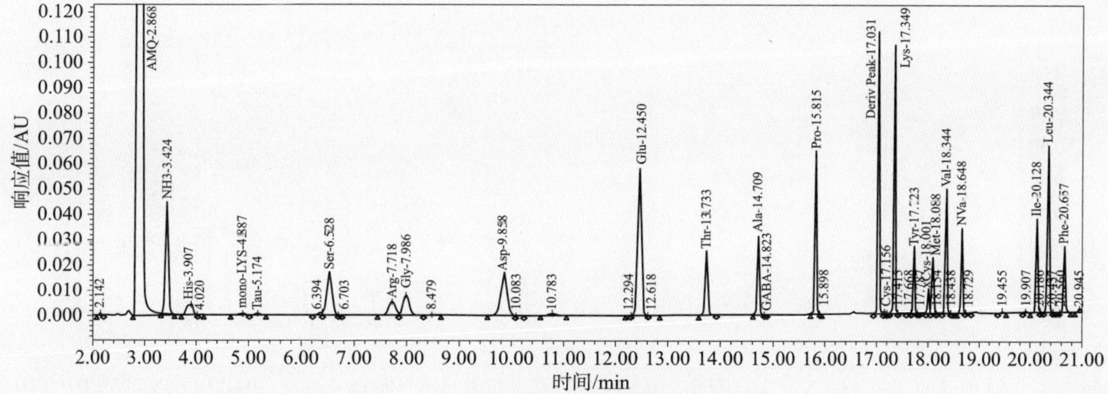

图 1-4　样品 16 种氨基酸色谱图

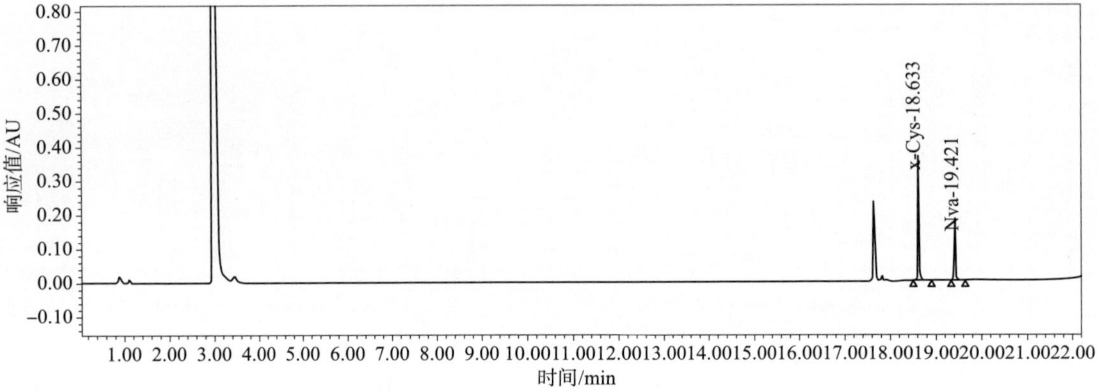

图 1-5　胱氨酸标准色谱图

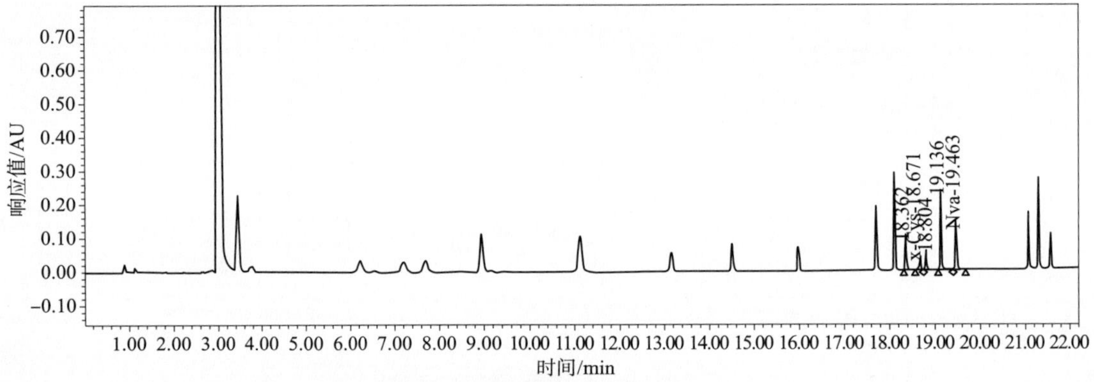

图 1-6　样品胱氨酸色谱图

第五节　关于菜肴图片

每道菜肴配有一张图片。图片拍摄均按统一要求，拍摄所用盘子直径为 20.5cm，拍摄所用碗直径为 12.7cm，图片均加注标尺，便于读者估重。

参考文献

[1] 杨月欣. 中国食物成分表标准版（第二册）[M]. 6 版. 北京：北京大学医学出版社，2019.

[2] 国家卫生和计划生育委员会. 食品安全国家标准 食品中水分的测定：GB 5009.3—2016 [S]. 北京：中国标准出版社，2017.

[3] 国家卫生和计划生育委员会. 食品安全国家标准 食品中灰分的测定：GB 5009.4—2016 [S]. 北京：中国标准出版社，2017.

[4] 国家卫生和计划生育委员会，国家食品药品监督管理总局. 食品安全国家标准 食品中蛋白质的测定：GB 5009.5—2016 [S]. 北京：中国标准出版社，2017.

[5] 国家卫生和计划生育委员会，国家食品药品监督管理总局. 食品安全国家标准 食品中脂肪的测定：GB 5009.6—2016 [S]. 北京：中国标准出版社，2017.

[6] 国家卫生和计划生育委员会，国家食品药品监督管理总局. 食品安全国家标准 食品中果糖、葡萄糖、蔗糖、麦芽糖、乳糖的测定：GB 5009.8—2016 [S]. 北

京：中国标准出版社，2015.
[7] 国家卫生和计划生育委员会. 食品安全国家标准 食品中膳食纤维的测定：GB 5009.88—2014 [S]. 北京：中国标准出版社，2016.
[8] 国家卫生和计划生育委员会，国家食品药品监督管理总局. 食品安全国家标准 食品中胆固醇的测定：GB 5009.128—2016 [S]. 北京：中国标准出版社，2017.
[9] 国家卫生和计划生育委员会，国家食品药品监督管理总局. 食品安全国家标准 食品中脂肪酸的测定：GB 5009.168—2016 [S]. 北京：中国标准出版社，2017.
[10] 国家卫生和计划生育委员会，国家食品药品监督管理总局. 食品安全国家标准 食品中维生素 A、D、E 的测定：GB 5009.82—2016 [S]. 北京：中国标准出版社，2017.
[11] 国家卫生和计划生育委员会. 食品安全国家标准 食品中维生素 B_1 的测定：GB 5009.84—2016 [S]. 北京：中国标准出版社，2017.
[12] 国家卫生和计划生育委员会，国家食品药品监督管理总局. 食品安全国家标准 食品中维生素 B_2 的测定：GB 5009.85—2016 [S]. 北京：中国标准出版社，2017.
[13] 国家卫生和计划生育委员会. 食品安全国家标准 食品中抗坏血酸的测定：GB

5009.86—2016 [S]. 北京：中国标准出版社，2017.

[14] 国家卫生和计划生育委员会，国家食品药品监督管理总局. 食品安全国家标准 食品中多元素的测定：GB 5009.268—2016 [S]. 北京：中国标准出版社，2017.

2

第二章　成品菜肴样品描述

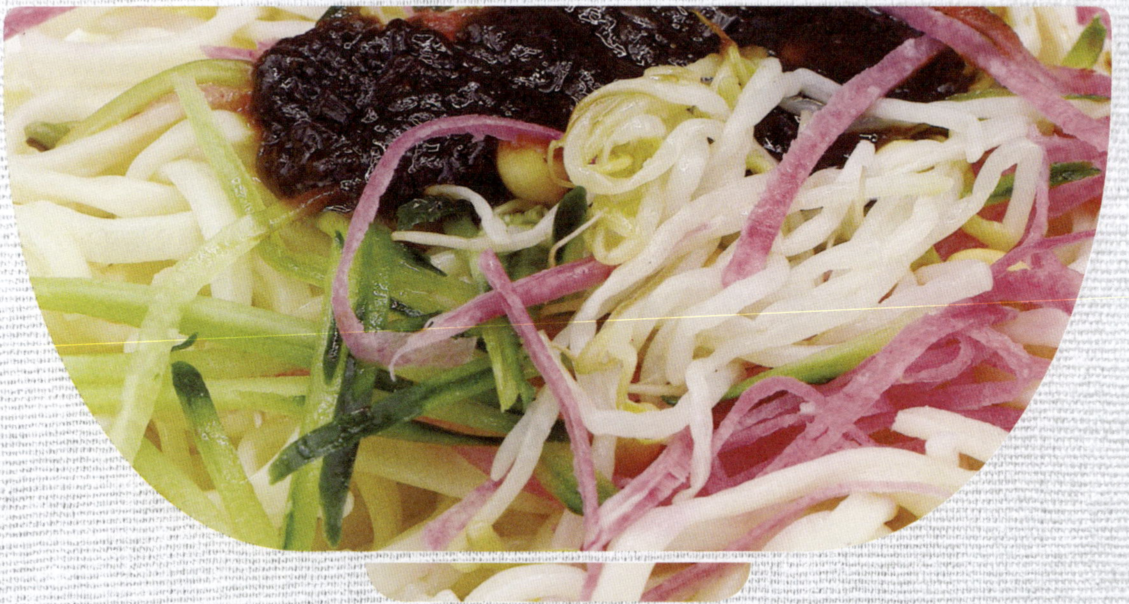

表 2-1 成品菜肴样品描述

食物名称	主要原料	烹饪方式	样品处理	采样年份
		主食		
老北京炸酱面	小麦粉、猪肉、黄酱、黄瓜、萝卜、黄豆、豆芽	煮	取可食部，混合均浆	2020
老北京打卤面	小麦粉、五花肉、黄花、木耳	煮	取可食部，混合均浆	2021
茄丁面	小麦粉、茄子、芹菜、绿豆芽、黄豆、黄瓜丝、心里美萝卜、青椒、小葱	煮	取可食部，混合均浆	2021
三鲜馅儿褡裢火烧（猪肉）	小麦粉、肥瘦猪肉、虾仁、鸡蛋	烙	取可食部，混合均浆	2021
大葱馅儿褡裢火烧（羊肉）	小麦粉、肥瘦羊肉、大葱	烙	取可食部，混合均浆	2021
韭菜鸡蛋馅饼	小麦粉、韭菜、鸡蛋	烙	取可食部，混合均浆	2020
门钉肉饼	小麦粉、牛肉	烙	取可食部，混合均浆	2020
京东肉饼	小麦粉、牛肉、大葱、鸡蛋	烙	取可食部，混合均浆	2021
芝麻酱糖饼	小麦粉、芝麻酱、红糖	烙	取可食部，混合均浆	2021
烧饼	小麦粉、芝麻、芝麻酱	烤	取可食部，混合均浆	2021
猪肉大葱包子	小麦粉、猪肉、大葱	蒸	取可食部，混合均浆	2020
素三鲜包子	小麦粉、韭菜、木耳、香菇	蒸	取可食部，混合均浆	2020

续表

食物名称	主要原料	烹饪方式	样品处理	采样年份
雪里蕻大菜团子	雪里红、玉米面、豆面	蒸	取可食部，混合均浆	2021
糊塌子	小麦粉、西葫芦、鸡蛋	烙	取可食部，混合均浆	2020
素炒饼	圆白菜、饼丝	炒	取可食部，混合均浆	2020
肉炒疙瘩	小麦粉、胡萝卜、肉丝、黄瓜	炒	取可食部，混合均浆	2020
疙瘩汤	小麦粉、鸡蛋、西红柿	煮	取可食部，混合均浆	2020
鲜虾馄饨	小麦粉、虾、猪肉、紫菜、香菜	煮	取可食部，混合均浆	2020
荠菜馄饨	小麦粉、荠菜、猪肉、紫菜、香菜	煮	取可食部，混合均浆	2020
小米粥	小米	煮	取可食部，混合均浆	2020
凉菜 / 熟食				
五香牛腱子	牛肉	卤	取可食部，混合均浆	2021
宫廷八宝	炸豆腐、竹笋、木耳、腐竹、香菇、荸荠、花生仁、豌豆	炒	取可食部，混合均浆	2021
松仁肉肚	猪肉、淀粉、松仁	煮	取可食部，混合均浆	2021
蒜肠	猪肉、淀粉	煮	取可食部，混合均浆	2021
鸡泥肠	鸡肉、淀粉	煮	取可食部，混合均浆	2021
五香猪肝	猪肝	卤	取可食部，混合均浆	2021

续表

食物名称	主要原料	烹饪方式	样品处理	采样年份
家乡肠	猪肉、淀粉	煮	取可食部，混合均浆	2021
肉皮冻	猪肉皮	煮	取可食部，混合均浆	2021
盐水鸭肝	鸭肝	卤	取可食部，混合均浆	2020
芥末鸭掌	鸭掌、黄瓜、芥末	凉拌	取可食部，混合均浆	2020
秘制手撕鸡	鸡	凉拌	取可食部，混合均浆	2019
凉皮	凉皮、面筋、黄瓜、豆芽、麻酱	凉拌	取可食部，混合均浆	2019
乾隆白菜	白菜、芝麻酱	凉拌	取可食部，混合均浆	2019
果仁菠菜	菠菜、花生	凉拌	取可食部，混合均浆	2019
大拉皮	东北拉皮、胡萝卜、黄瓜、紫甘蓝	凉拌	取可食部，混合均浆	2019
桂花山药	山药、桂花	蒸	取可食部，混合均浆	2019
拍黄瓜	黄瓜	凉拌	取可食部，混合均浆	2019
芥末墩儿	白菜、芥末	凉拌	取可食部，混合均浆	2020
		京热菜		
焖炉烤鸭	鸭肉、面饼、黄瓜、葱、甜面酱	烤	取可食部，混合均浆	2021
挂炉烤鸭	鸭肉、葱、甜面酱、面饼、黄瓜	烤	取可食部，混合均浆	2019

续表

食物名称	主要原料	烹饪方式	样品处理	采样年份
精品烤鸭（挂炉烤鸭）	鸭肉、甜面酱、葱、黄瓜、面饼	烤	取可食部，混合均浆	2020
干烧鸭四宝	鸭肫、鸭肉、鸭肝、洋葱	炒	取可食部，混合均浆	2021
火燎鸭心	鸭心、香菜	炒	取可食部，混合均浆	2020
秘制鸭舌	鸭舌	卤	取可食部，混合均浆	2020
椒盐鸭架	烤鸭架	炒	取可食部，混合均浆	2020
京味爆三样	猪肝、猪腰、猪瘦肉、木耳	炒	取可食部，混合均浆	2020
鱼头泡饼	鳙鱼头、手工烙饼	炖	取可食部，混合均浆	2021
带鱼卷饼	红烧带鱼、手工烙饼	焖	取可食部，混合均浆	2021
腊八蒜烧肥肠	肥肠、腊八蒜	炒	取可食部，混合均浆	2020
贝勒爷烤肉	羊肉、葱	炒	取可食部，混合均浆	2020
白菜烧丸子	白菜、猪肉丸子、粉丝	炒	取可食部，混合均浆	2020
肉末白菜粉条	粉条、圆白菜、猪肉末	炒	取可食部，混合均浆	2021
炒合菜	豆芽、鸡蛋、粉条	炒	取可食部，混合均浆	2019
鲁热菜				
酱肘子	猪肘子、烙饼	炖	取可食部，混合均浆	2021

续表

食物名称	主要原料	烹饪方式	样品处理	采样年份
炖吊子	猪肺、猪大肠	炖	取可食部，混合均浆	2021
熘肝尖	猪肝、木耳、笋尖、青蒜	炒	取可食部，混合均浆	2021
爆三样	猪瘦肉、猪腰、猪肝、木耳	炒	取可食部，混合均浆	2019
糖醋里脊	里脊肉、小麦粉	先炸后炒	取可食部，混合均浆	2019
滑熘鱼片	鱼肉、木耳、黄瓜、胡萝卜	炒	取可食部，混合均浆	2021
焦熘丸子	猪肉、鸡蛋	先炸后炒	取可食部，混合均浆	2021
干炸丸子	猪肉、鸡蛋	炸	取可食部，混合均浆	2020
烧茄子	茄子	先炸后炒	取可食部，混合均浆	2019
醋熘白菜	白菜	炒	取可食部，混合均浆	2021
西红柿炒鸡蛋	鸡蛋、西红柿	炒	取可食部，混合均浆	2019
三不沾	鸡蛋黄、白糖、猪油、绿豆粉	炒	取可食部，混合均浆	2021
川、贵、湘热菜				
梅菜扣肉	五花肉、梅菜	蒸	取可食部，混合均浆	2019
回锅肉	猪后臀肉、青蒜、豌豆	炒	取可食部，混合均浆	2019
粉蒸肉	五花肉、糯米粉、馒头	蒸	取可食部，混合均浆	2021

续表

食物名称	主要原料	烹饪方式	样品处理	采样年份
宫保鸡丁	鸡肉、花生、葱、辣椒	炒	取可食部，混合均浆	2020
宫保大虾球	虾、葱、腰果、辣椒	炒	取可食部，混合均浆	2020
宫保虾球	虾、花生、葱、辣椒	炒	取可食部，混合均浆	2019
鱼香肉丝	猪肉、冬笋、木耳	炒	取可食部，混合均浆	2019
水煮肉	猪里脊肉、生菜	煮	取可食部，混合均浆	2019
水煮鱼	草鱼、黄豆芽、辣椒	煮	取可食部，混合均浆	2019
干烧大黄鱼	大黄鱼、青红椒、香菜	炒	取可食部，混合均浆	2021
酸汤鱼	草鱼、豆芽、青笋	煮	取可食部，混合均浆	2019
毛血旺	猪血、豆芽、毛肚、火腿、大肠	煮	取可食部，混合均浆	2019
剁椒鸭肠	鸭肠、剁椒	炒	取可食部，混合均浆	2020
农家小炒肉	五花肉、青椒、辣椒	炒	取可食部，混合均浆	2019
麻婆豆腐	豆腐	炒	取可食部，混合均浆	2019
干煸豆角	豇豆、猪肉末	炒	取可食部，混合均浆	2019
干锅菜花	菜花、肉片、红辣椒	炒	取可食部，混合均浆	2019
酸辣土豆丝	土豆、辣椒	炒	取可食部，混合均浆	2019

续表

食物名称	主要原料	烹饪方式	样品处理	采样年份
苏、浙、粤热菜				
响油鳝糊	鳝鱼	炒	取可食部，混合均浆	2021
松鼠鳜鱼	鳜鱼、豌豆	炸	取可食部，混合均浆	2020
红烧肉	带皮五花肉、百叶结	焖	取可食部，混合均浆	2019
红烧狮子头	猪肉馅	先炸后炖	取可食部，混合均浆	2019
蒜蓉粉丝蒸丝瓜	丝瓜、粉丝	蒸	取可食部，混合均浆	2019
蒜蓉娃娃菜	娃娃菜、粉丝	蒸	取可食部，混合均浆	2020
蒜蓉粉丝娃娃菜	娃娃菜、粉丝	蒸	取可食部，混合均浆	2019
白灼芥蓝	芥蓝	煮	取可食部，混合均浆	2019
白灼秋葵	秋葵	煮	取可食部，混合均浆	2019
松仁玉米	玉米粒、松仁、胡萝卜、豌豆	炒	取可食部，混合均浆	2019
荷塘月色	藕片、西蓝花、彩椒、木耳	炒	取可食部，混合均浆	2019
清真菜				
扒牛肉条	牛肉	扒	取可食部，混合均浆	2021
扒羊肉条	羊腰窝肉	扒	取可食部，混合均浆	2021

续表

食物名称	主要原料	烹饪方式	样品处理	采样年份
羊肉串	羊肉	烤	取可食部，混合均浆	2019
葱爆羊肉	羊肉、葱	炒	取可食部，混合均浆	2020
葱烧蹄筋	熟牛蹄筋、大葱	炒	取可食部，混合均浆	2021
芫爆散丹	羊肚、香菜、葱	炒	取可食部，混合均浆	2021
爆牛百叶	牛百叶、芝麻酱	水焯	取可食部，混合均浆	2020
它似蜜	羊肉、甜面酱	炒	取可食部，混合均浆	2021
醋熘木须	里脊肉、鸡蛋、木耳	炒	取可食部，混合均浆	2020
炒松肉	油皮、牛肉	炒	取可食部，混合均浆	2019
麻豆腐	绿豆渣、油、黄豆、雪菜	炒	取可食部，混合均浆	2020
羊杂汤	羊肝、羊肚、羊肺、羊肠	煮	取可食部，混合均浆	2020
炸豆腐汤	炸豆腐、芝麻酱	煮	取可食部，混合均浆	2020
热销小吃				
糖火烧	小麦粉、麻酱、糖	烤	取可食部，混合均浆	2021
糖油饼	小麦粉、糖	炸	取可食部，混合均浆	2020
糖耳朵	小麦粉、糖、蜂蜜	炸	取可食部，混合均浆	2020

续表

食物名称	主要原料	烹饪方式	样品处理	采样年份
糖卷果	山药、大枣、青梅、桃仁、瓜仁	炸	取可食部，混合均浆	2021
炸糕	糯米粉、豆馅	炸	取可食部，混合均浆	2020
奶油炸糕	小麦粉、鸡蛋、奶油、糖	炸	取可食部，混合均浆	2020
焦圈	小麦粉	炸	取可食部，混合均浆	2020
驴打滚	江米面、黄豆面、豆沙	蒸	取可食部，混合均浆	2020
蛤蟆吐蜜	小麦粉、豆馅、白芝麻	烤	取可食部，混合均浆	2020
果料切糕	糯米、豆馅、枣、葡萄干、果脯	蒸	取可食部，混合均浆	2020
芸豆卷	芸豆、豆沙	蒸	取可食部，混合均浆	2021
豌豆黄	豌豆、白糖	蒸	取可食部，混合均浆	2020
杏仁豆腐	杏仁、牛奶、糖	煮	取可食部，混合均浆	2020
小豆凉糕	红小豆	蒸	取可食部，混合均浆	2021
炸灌肠	成品灌肠、蒜	炸	取可食部，混合均浆	2020
素丸子	小麦粉、香菜、胡萝卜、豆腐、鸡蛋	炸	取可食部，混合均浆	2020
豆汁	绿豆	发酵	取可食部，混合均浆	2020
面茶	黍子面、小米面、麻酱、熟芝麻	先炒后沏	取可食部，混合均浆	2020

续表

食物名称	主要原料	烹饪方式	样品处理	采样年份
杏仁茶	杏仁、花生、芝麻、桂花、葡萄干、果脯	先炒后沏	取可食部，混合均浆	2020
茶汤	高粱米面、糜子面、红糖、芝麻、什锦果脯、葡萄干	先炒后沏	取可食部，混合均浆	2020
炒肝	猪大肠、猪肝	煮	取可食部，混合均浆	2020
豆腐脑	大豆、木耳、黄花菜	煮	取可食部，混合均浆	2020

3

第三章　成品菜肴成分表

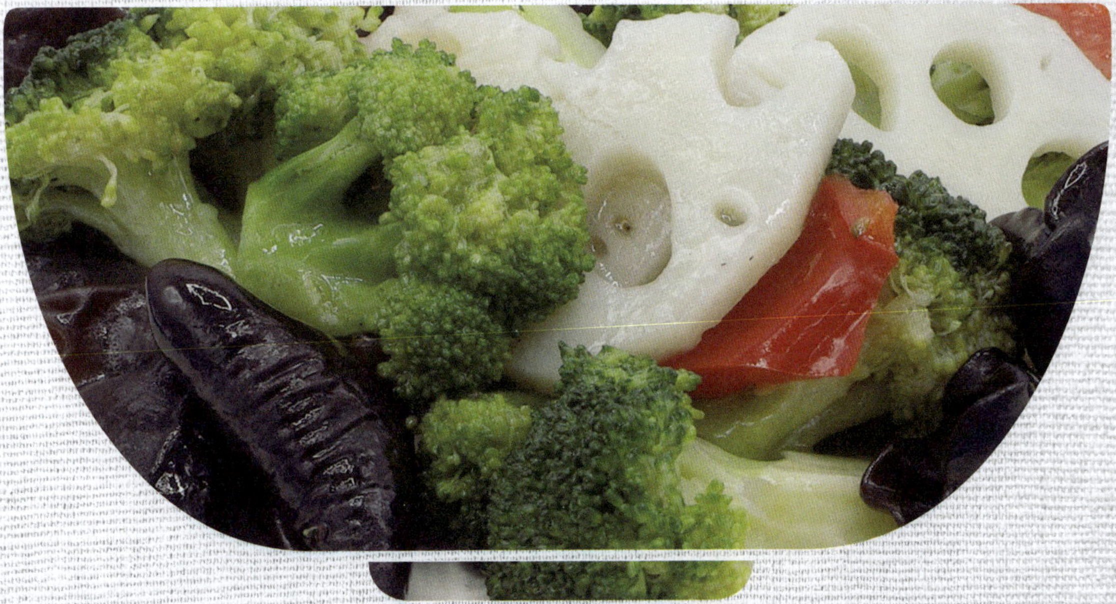

第一节　成品菜肴的能量和一般营养成分

表 3-1　成品菜肴的能量和一般营养成分（以每 100g 可食部计）

食物名称	可食部 /%	能量 /kJ	水分 /g	灰分 /g	蛋白质 /g	脂肪 /g	糖 /g	总膳食纤维 /g	胆固醇 /mg
主食									
老北京炸酱面	100	376	79.7	0.8	4.0	2.2	6.0	Tr	Tr
老北京打卤面	100	478	75.4	0.4	3.0	3.8	Tr	0.9	24
茄丁面	100	540	75.9	0.7	2.6	7.3	2.8	0.3	11
三鲜馅儿褡裢火烧（猪肉）	100	1160	49.9	0.6	7.8	16.3	Tr	0.7	67
大葱馅儿褡裢火烧（羊肉）	100	1196	49.5	1.6	8.5	18.6	Tr	0.8	97
韭菜鸡蛋馅饼	100	613	73.3	1.4	0.7	9.6	2.9	1.0	94
门钉肉饼	100	701	75.8	1.6	9.0	14.8	2.4	Tr	60
京东肉饼	100	893	57.4	1.3	9.9	9.7	Tr	0.3	51

续表

食物名称	可食部 /%	能量 /kJ	水分 /g	灰分 /g	蛋白质 /g	脂肪 /g	糖 /g	总膳食纤维 /g	胆固醇 /mg
芝麻酱糖饼	100	1729	13.9	0.5	8.5	14.0	0.2	0.6	41
烧饼	100	1495	29.8	1.0	9.6	16.2	0.6	0.7	18
猪肉大葱包子	100	592	79.1	1.5	7.6	12.5	1.0	Tr	53
素三鲜包子	100	393	86.1	1.2	5.3	8.0	2.2	0.8	88
雪里蕻大菜团子	100	715	60.6	1.5	4.9	4.1	Tr	1.3	18
糊塌子	100	521	78.6	1.2	0.3	9.1	1.8	0.5	59
素炒饼	100	469	81.7	1.3	4.4	9.5	1.9	1.1	Tr
肉炒疙瘩	100	369	81.7	1.5	7.8	4.2	1.5	0.1	41
疙瘩汤	100	219	89.0	0.7	2.8	2.2	0.4	Tr	75
鲜虾馄饨	100	131	92.9	0.7	1.6	1.1	0.3	Tr	19
荠菜馄饨	100	168	92.0	0.6	1.1	2.1	0.3	Tr	Tr
小米粥	100	56	96.5	0.4	0.6	0.2	0.4	Tr	Tr
凉菜 / 熟食									
五香牛腱子	100	554	67.1	2.6	25.1	1.9	Tr	Tr	176
宫廷八宝	100	489	73.3	1.1	7.4	2.7	Tr	Tr	6

续表

食物名称	可食部 /%	能量 /kJ	水分 /g	灰分 /g	蛋白质 /g	脂肪 /g	糖 /g	总膳食纤维 /g	胆固醇 /mg
松仁肉肚	100	633	70.2	2.3	11.0	8.2	Tr	Tr	154
蒜肠	100	1112	55.2	2.1	7.2	19.3	Tr	Tr	118
鸡泥肠	100	752	64.5	2.0	9.3	9.1	Tr	Tr	146
五香猪肝	100	659	61.9	1.8	27.2	2.1	Tr	Tr	645
家乡肠	100	773	65.0	1.9	3.3	10.5	Tr	Tr	65
肉皮冻	100	214	87.2	1.2	10.9	0.8	Tr	Tr	15
盐水鸭肝	100	1464	35.4	1.3	19.1	19.4	0.9	Tr	1540
芥末鸭掌	100	934	63.3	0.6	12.1	16.0	1.3	Tr	258
秘制手撕鸡	78	1047	61.2	1.6	27.0	15.9	Tr	Tr	40
凉皮	100	747	67.2	1.1	3.3	10.5	Tr	0.2	Tr
乾隆白菜	100	638	63.3	1.9	6.6	2.7	3.9	0.8	Tr
果仁菠菜	98	715	66.1	1.4	6.2	8.8	Tr	1.5	Tr
大拉皮	100	396	76.0	0.9	1.5	0.3	Tr	0.4	Tr
桂花山药	100	433	73.6	0.8	3.2	0.2	7.7	0.7	Tr
拍黄瓜	100	182	89.3	1.6	0.9	1.6	Tr	0.6	Tr

续表

食物名称	可食部 /%	能量 /kJ	水分 /g	灰分 /g	蛋白质 /g	脂肪 /g	糖 /g	总膳食纤维 /g	胆固醇 /mg
芥末墩儿	100	246	85.1	2.0	2.6	1.6	6.8	0.6	Tr
京热菜									
焖炉烤鸭	70	1327	49.5	1.0	17.4	24.3	1.7	Tr	84
挂炉烤鸭	100	1520	35.8	0.6	17.6	21.9	Tr	Tr	74
精品烤鸭（挂炉烤鸭）	100	1448	37.8	0.9	14.8	20.3	2.0	Tr	245
干烧鸭四宝	100	1096	54.0	0.9	26.4	16.5	0.5	Tr	368
火燎鸭心	100	948	58.2	1.0	19.1	12.7	1.7	Tr	607
秘制鸭舌	79	1901	33.2	1.0	15.0	39.1	1.3	Tr	489
椒盐鸭架	47	2043	27.0	0.6	29.3	40.6	Tr	Tr	475
京味爆三样	100	576	78.3	1.9	13.4	9.4	9.4	Tr	451
鱼头泡饼	54	1009	59.9	1.0	12.8	17.5	Tr	0.7	86
带鱼卷饼	100	1108	48.7	0.9	11.8	13.0	Tr	0.9	67
腊八蒜烧肥肠	100	544	79.4	2.0	5.1	11.4	1.8	Tr	194
贝勒爷烤肉	100	578	77.1	1.9	11.1	10.5	0.6	Tr	123

续表

食物名称	可食部 /%	能量 /kJ	水分 /g	灰分 /g	蛋白质 /g	脂肪 /g	糖 /g	总膳食纤维 /g	胆固醇 /mg
白菜烧丸子	100	674	71.6	1.9	7.9	11.3	1.2	0.3	65
肉末白菜粉条	100	611	68.2	1.4	1.7	4.9	12.2	0.6	8
炒合菜	100	529	74.8	1.3	5.0	6.6	Tr	1.0	Tr
鲁热菜									
酱肘子	80	1275	50.3	1.2	18.5	22.5	0.7	Tr	164
炖吊子	100	881	66.4	1.6	9.3	16.8	0.6	Tr	416
熘肝尖	100	327	83.9	0.7	8.4	3.3	Tr	Tr	214
爆三样	100	1133	63.4	1.4	17.0	22.8	Tr	Tr	201
糖醋里脊	100	1606	27.6	1.6	12.5	20.1	16.2	Tr	39
滑熘鱼片	100	532	71.2	0.9	9.5	2.9	Tr	Tr	46
焦熘丸子	100	1484	40.9	1.5	13.1	25.2	1.3	Tr	123
干炸丸子	100	1536	41.9	2.0	20.7	29.1	Tr	Tr	172
烧茄子	100	1161	44.8	1.6	2.8	13.0	4.9	1.1	Tr
醋熘白菜	100	162	90.9	1.6	0.9	2.1	Tr	0.8	Tr
西红柿炒鸡蛋	100	563	73.8	1.9	6.7	7.7	Tr	0.4	Tr

续表

食物名称	可食部 /%	能量 /kJ	水分 /g	灰分 /g	蛋白质 /g	脂肪 /g	糖 /g	总膳食纤维 /g	胆固醇 /mg
三不沾	100	1120	51.2	0.2	3.6	15.0	5.4	0.7	239
川、贵、湘热菜									
梅菜扣肉	100	1918	46.0	2.3	17.1	44.0	Tr	Tr	57
回锅肉	100	1277	45.4	2.1	23.8	19.2	Tr	Tr	45
粉蒸肉	100	1241	39.2	0.6	9.9	11.1	2.9	0.6	65
宫保鸡丁	96	1100	62.2	2.4	15.5	22.6	8.0	Tr	206
宫保大虾球	100	774	65.4	1.1	5.9	10.2	7.6	Tr	164
宫保虾球	100	1307	45.7	1.8	9.9	20.7	7.3	Tr	47
鱼香肉丝	100	723	72.4	1.9	8.7	14.3	4.8	Tr	13
水煮肉	62	735	70.5	2.4	10.3	13.7	Tr	Tr	29
水煮鱼	39	1421	32.4	1.4	8.4	14.8	Tr	Tr	9
干烧大黄鱼	89	1509	40.1	0.9	20.3	25.3	2.8	Tr	243
酸汤鱼	100	332	81.7	2.4	5.1	3.1	Tr	Tr	12
毛血旺	73	499	79.0	2.0	7.5	8.8	Tr	Tr	42
剁椒鸭肠	100	1418	38.3	0.9	15.6	19.2	1.6	Tr	916

续表

食物名称	可食部 /%	能量 /kJ	水分 /g	灰分 /g	蛋白质 /g	脂肪 /g	糖 /g	总膳食纤维 /g	胆固醇 /mg
农家小炒肉	100	1579	31.6	1.9	9.1	22.4	Tr	Tr	30
麻婆豆腐	100	673	79.3	2.2	7.9	14.4	Tr	0.7	Tr
干煸豆角	55	714	68.5	3.3	6.1	12.4	Tr	1.5	Tr
干锅菜花	100	554	75.8	1.4	3.0	8.8	Tr	1.1	Tr
酸辣土豆丝	97	464	75.8	1.3	1.5	4.2	Tr	1.0	Tr
苏、浙、粤热菜									
响油鳝糊	100	549	73.9	1.7	9.8	6.7	6.0	Tr	34
松鼠鳜鱼	100	1105	61.8	1.3	6.3	23.9	9.3	Tr	79
红烧肉	100	1416	48.1	1.8	15.6	28.2	4.6	Tr	22
红烧狮子头	100	929	65.1	2.0	13.9	18.5	Tr	Tr	53
蒜蓉粉丝蒸丝瓜	100	427	78.1	1.0	0.9	3.7	Tr	0.2	Tr
蒜蓉娃娃菜	100	812	74.3	1.3	1.4	20.2	0.7	0.7	Tr
蒜蓉粉丝娃娃菜	100	286	85.6	1.3	1.3	3.6	Tr	0.9	Tr
白灼芥蓝	100	418	80.5	2.0	3.0	6.8	Tr	1.7	Tr
白灼秋葵	100	127	92.6	1.8	1.4	2.2	Tr	1.4	Tr

续表

食物名称	可食部 /%	能量 /kJ	水分 /g	灰分 /g	蛋白质 /g	脂肪 /g	糖 /g	总膳食纤维 /g	胆固醇 /mg
松仁玉米	100	542	78.4	0.7	3.3	11.1	4.0	4.1	Tr
荷塘月色	100	267	85.7	0.9	1.7	2.6	Tr	1.4	Tr
清真菜									
扒牛肉条	100	826	61.9	0.6	30.8	8.2	Tr	Tr	112
扒羊肉条	100	1488	55.3	1.0	10.5	35.4	Tr	Tr	123
羊肉串	100	2068	0.5	1.8	24.6	20.4	Tr	Tr	73
葱爆羊肉	100	1075	59.4	1.7	8.9	20.7	3.9	Tr	91
葱烧蹄筋	100	461	78.6	1.2	10.4	5.9	1.5	Tr	33
芫爆散丹	100	710	69.8	1.1	12.8	10.8	Tr	Tr	158
爆牛百叶	100	421	83.4	1.9	12.4	5.7	Tr	Tr	210
它似蜜	100	835	63.7	1.2	12.0	11.9	8.4	Tr	57
醋熘木须	100	888	68.2	1.0	7.6	18.4	1.5	0.5	520
炒松肉	100	2093	0.4	1.3	13.7	21.1	Tr	Tr	34
麻豆腐	100	1035	59.4	1.1	3.1	19.0	0.8	1.8	Tr
羊杂汤	100	418	80.6	1.9	7.0	6.0	0.2	Tr	279

续表

食物名称	可食部 /%	能量 /kJ	水分 /g	灰分 /g	蛋白质 /g	脂肪 /g	糖 /g	总膳食纤维 /g	胆固醇 /mg
炸豆腐汤	100	214	91.1	1.5	1.7	4.4	0.4	Tr	Tr
热销小吃									
糖火烧	100	1948	18.0	0.6	9.9	28.4	9.3	0.5	19
糖油饼	100	1742	24.5	1.6	7.3	24.8	9.6	1.1	Tr
糖耳朵	100	1570	25.8	0.4	3.0	16.1	3.2	0.8	Tr
糖卷果	100	957	51.0	0.7	1.8	7.0	8.8	0.4	Tr
炸糕	100	566	68.9	0.8	5.2	3.1	4.4	1.2	Tr
奶油炸糕	100	1706	35.1	0.6	8.9	31.0	1.1	0.7	326
焦圈	100	1882	6.0	3.5	7.9	18.0	2.0	1.8	Tr
驴打滚	100	902	46.8	1.2	5.9	1.8	2.7	2.1	Tr
蛤蟆吐蜜	100	597	73.4	0.9	7.8	8.1	2.8	0.2	Tr
果料切糕	100	321	80.3	0.6	4.2	0.2	5.2	0.9	Tr
芸豆卷	100	890	48.5	0.5	6.6	1.8	19.3	1.4	16
豌豆黄	100	624	60.6	1.7	6.1	0.1	8.5	2.1	Tr
杏仁豆腐	100	84	95.1	0.1	0.4	0.2	3.0	0.1	Tr

续表

食物名称	可食部/%	能量/kJ	水分/g	灰分/g	蛋白质/g	脂肪/g	糖/g	总膳食纤维/g	胆固醇/mg
小豆凉糕	100	716	56.8	0.5	4.3	0.2	12.1	1.5	5
炸灌肠	100	1094	44.8	1.4	0.4	9.0	0.5	0.1	Tr
素丸子	100	1138	66.4	1.7	4.1	28.7	0.9	0.9	Tr
豆汁	100	33	98.3	0.2	1.7	0.1	Tr	0.1	Tr
面茶	100	590	77.5	1.1	3.9	11.4	1.7	0.2	Tr
杏仁茶	100	305	82.3	0.2	0.3	0.4	5.8	0.1	Tr
茶汤	100	356	77.3	1.8	1.3	0.1	12.7	0.1	Tr
炒肝	100	349	83.2	1.2	2.5	4.2	Tr	Tr	82
豆腐脑	100	186	90.7	0.9	3.4	2.2	0.4	0.2	22

第二节 成品菜肴的矿物质含量

表 3-2 成品菜肴的矿物质含量（以每 100g 可食部计）

食物名称	钙 /mg	磷 /mg	钾 /mg	钠 /mg	镁 /mg	铁 /mg	锌 /mg	铜 /mg	锰 /mg	碘 /μg
主食										
老北京炸酱面	9	20	41	140.8	6	0.2	0.13	0.03	0.12	Tr
老北京打卤面	8	20	37	309.0	5	0.7	0.12	Tr	0.09	2.0
茄丁面	14	22	84	178.4	7	0.6	0.13	0.04	0.10	Tr
三鲜馅儿褡裢火烧（猪肉）	16	73	197	291.3	14	1.2	0.85	0.07	0.32	3.3
大葱馅儿褡裢火烧（羊肉）	19	74	213	481.9	17	1.6	0.39	0.03	0.34	8.3
韭菜鸡蛋馅饼	16	30	102	163.8	10	0.4	0.21	0.05	0.16	13.4
门钉肉饼	14	42	108	227.0	11	0.7	0.76	0.04	0.20	2.8
京东肉饼	20	76	136	240.7	14	1.9	0.85	0.16	0.55	148.8

续表

食物名称	钙/mg	磷/mg	钾/mg	钠/mg	镁/mg	铁/mg	锌/mg	铜/mg	锰/mg	碘/μg
芝麻酱糖饼	64	75	281	27.6	40	0.9	0.62	0.18	0.44	Tr
烧饼	49	97	193	390.3	39	1.4	0.71	0.29	0.40	Tr
猪肉大葱包子	25	53	58	154.7	7	0.2	0.23	0.03	0.12	1.4
素三鲜包子	23	39	39	114.9	5	0.3	0.20	0.03	0.11	5.2
雪里蕻大菜团子	41	36	100	279.0	11	2.2	0.50	0.05	0.20	Tr
糊塌子	11	23	69	140.2	8	0.2	0.17	0.04	0.09	10.6
素炒饼	26	30	96	272.4	13	0.4	0.18	0.05	0.19	7.3
肉炒疙瘩	6	19	43	203.2	5	0.2	0.11	Tr	0.10	12.9
疙瘩汤	12	26	60	176.6	7	0.6	0.16	0.02	0.09	8.1
鲜虾馄饨	11	12	16	182.5	4	Tr	Tr	Tr	0.05	26.9
荠菜馄饨	13	9	17	158.8	4	Tr	Tr	Tr	0.05	12.3
小米粥	3	5	7	2.0	2	Tr	0.08	Tr	0.03	Tr
凉菜/熟食										
五香牛腱子	13	114	191	937.3	18	2.2	7.66	0.04	0.01	65.4
宫廷八宝	22	50	110	458.4	25	1.2	0.48	0.06	0.39	25.1

续表

食物名称	钙/mg	磷/mg	钾/mg	钠/mg	镁/mg	铁/mg	锌/mg	铜/mg	锰/mg	碘/μg
松仁肉肚	19	199	229	638.1	24	0.6	1.27	0.03	0.49	31.2
蒜肠	10	104	165	647.6	8	0.5	0.74	0.04	0.02	32.7
鸡泥肠	17	138	165	568.2	10	0.4	0.33	Tr	0.05	31.4
五香猪肝	16	387	173	307.4	18	16.5	9.95	1.33	0.31	23.6
家乡肠	19	29	48	623.2	4	0.6	0.35	Tr	0.03	28.7
肉皮冻	5	8	19	507.0	2	Tr	Tr	Tr	0.01	32.3
盐水鸭肝	5	130	76	446.7	9	4.4	2.23	0.91	0.19	40.9
芥末鸭掌	52	86	100	333.4	34	1.0	0.77	0.05	0.54	42.5
秘制手撕鸡	21	92	147	500.8	16	1.1	0.74	0.03	0.05	6.0
凉皮	27	48	51	363.2	19	1.0	0.28	0.10	0.22	5.1
乾隆白菜	107	134	279	368.7	63	1.7	0.99	0.21	0.86	Tr
果仁菠菜	136	86	220	276.6	45	1.9	0.42	0.18	0.44	9.6
大拉皮	72	40	38	245.3	23	1.6	0.29	0.10	0.15	Tr
桂花山药	32	37	234	87.7	19	0.3	0.16	0.07	0.05	0.7
拍黄瓜	7	12	78	290.2	8	0.5	Tr	0.05	0.05	6.7

续表

食物名称	钙 /mg	磷 /mg	钾 /mg	钠 /mg	镁 /mg	铁 /mg	锌 /mg	铜 /mg	锰 /mg	碘 /μg
芥末墩儿	58	79	154	362.3	34	0.7	0.36	0.05	0.36	17.3
京热菜										
焖炉烤鸭	13	145	192	295.8	15	2.8	0.81	0.35	0.16	Tr
挂炉烤鸭	3	145	155	147.9	15	1.9	1.42	0.27	Tr	2.8
精品烤鸭（挂炉烤鸭）	12	83	127	165.0	12	1.3	1.16	0.16	0.12	0.3
干烧鸭四宝	9	125	131	300.9	13	3.7	2.04	0.58	0.19	Tr
火燎鸭心	21	118	185	347.3	20	2.6	1.51	0.25	0.13	19.6
秘制鸭舌	330	170	47	383.2	14	1.1	0.72	0.05	0.15	12.3
椒盐鸭架	114	134	145	171.9	13	1.7	1.68	0.16	0.07	17.6
京味爆三样	7	67	71	245.5	8	2.1	0.80	0.08	0.10	4.1
鱼头泡饼	125	176	223	385.0	23	2.0	1.44	0.11	0.26	26.3
带鱼卷饼	164	115	92	197.3	15	0.5	0.33	0.05	0.24	Tr
腊八蒜烧肥肠	15	39	134	391.2	14	0.5	0.60	0.04	0.28	4.8
贝勒爷烤肉	18	72	194	347.6	15	1.0	1.11	0.05	0.13	5.1
白菜烧丸子	22	54	160	399.7	11	1.6	0.39	Tr	0.06	17.0

续表

食物名称	钙 /mg	磷 /mg	钾 /mg	钠 /mg	镁 /mg	铁 /mg	锌 /mg	铜 /mg	锰 /mg	碘 /μg
肉末白菜粉条	34	20	113	332.5	7	0.6	0.09	0.08	0.13	1.2
炒合菜	25	96	107	342.6	17	1.4	0.46	0.07	0.09	20.9
鲁热菜										
酱肘子	15	110	194	381.5	15	1.6	2.00	0.12	0.22	Tr
炖吊子	12	75	132	427.2	11	3.0	1.11	0.05	0.17	Tr
熘肝尖	9	183	55	75.0	6	8.6	4.00	0.53	0.16	Tr
爆三样	12	194	196	350.7	20	5.6	4.03	0.91	0.22	1.9
糖醋里脊	12	170	224	484.6	34	1.3	1.09	0.03	0.27	237.9
滑熘鱼片	15	102	176	254.1	14	0.4	0.25	Tr	0.03	7.9
焦熘丸子	9	119	251	468.7	18	1.5	1.28	0.02	0.21	15.1
干炸丸子	5	115	223	272.0	17	0.4	0.67	Tr	0.03	14.5
烧茄子	27	50	225	487.1	27	1.0	0.21	0.07	0.29	6.7
醋熘白菜	45	19	103	178.1	6	0.3	0.09	Tr	0.13	1.8
西红柿炒鸡蛋	26	118	151	491.7	10	1.1	0.57	0.05	0.04	92.0
三不沾	30	142	31	17.9	4	1.4	0.51	0.03	0.02	12.0

续表

食物名称	钙 /mg	磷 /mg	钾 /mg	钠 /mg	镁 /mg	铁 /mg	锌 /mg	铜 /mg	锰 /mg	碘 /μg
川、贵、湘热菜										
梅菜扣肉	34	126	185	736.1	28	2.6	1.64	0.06	0.48	2.5
回锅肉	40	110	235	648.5	34	2.2	1.53	0.11	0.23	8.1
粉蒸肉	28	63	123	313.4	16	0.4	0.63	0.09	0.29	8.3
宫保鸡丁	32	126	82	478.7	50	1.1	1.00	0.18	0.71	17.3
宫保大虾球	38	57	129	217.7	20	0.4	0.40	0.12	0.09	126.2
宫保虾球	28	276	189	610.5	42	0.7	0.83	1.05	0.31	13.2
鱼香肉丝	17	87	140	567.7	21	2.1	0.87	Tr	0.35	3.1
水煮肉	19	70	167	750.8	20	2.1	2.21	0.04	0.10	Tr
水煮鱼	12	62	126	428.2	18	0.6	0.30	Tr	0.06	7.2
干烧大黄鱼	45	129	235	423.7	23	2.8	0.71	0.03	0.15	Tr
酸汤鱼	18	30	33	766.2	6	1.4	Tr	Tr	0.03	Tr
毛血旺	19	42	81	599.9	8	7.3	0.53	Tr	0.10	Tr
剁椒鸭肠	75	39	37	673.6	13	1.2	1.41	0.06	0.12	39.3
农家小炒肉	12	99	291	602.0	25	0.9	0.88	0.06	0.12	12.9

续表

食物名称	钙 /mg	磷 /mg	钾 /mg	钠 /mg	镁 /mg	铁 /mg	锌 /mg	铜 /mg	锰 /mg	碘 /μg
麻婆豆腐	270	132	213	388.4	41	1.5	0.54	0.12	0.59	4.8
干煸豆角	100	77	369	820.4	50	2.5	0.95	0.09	0.38	12.1
干锅菜花	22	65	279	355.0	18	1.1	0.30	0.04	0.18	Tr
酸辣土豆丝	11	41	205	328.0	16	1.0	0.12	0.06	0.11	10.5
苏、浙、粤热菜										
响油鳝糊	15	35	88	376.5	8	0.9	0.60	Tr	0.14	3.1
松鼠鳜鱼	30	54	136	210.4	12	0.4	0.17	0.05	0.11	130.2
红烧肉	128	172	87	501.4	36	1.8	1.46	0.10	0.74	5.3
红烧狮子头	12	110	175	602.6	17	1.0	1.24	Tr	0.33	7.6
蒜蓉粉丝蒸丝瓜	5	19	9	320.4	9	0.4	Tr	0.02	0.05	6.7
蒜蓉娃娃菜	27	26	124	320.4	8	0.3	0.13	Tr	0.08	1.6
蒜蓉粉丝娃娃菜	40	23	106	314.3	10	0.4	0.05	Tr	0.08	5.4
白灼芥蓝	106	49	194	583.5	33	0.8	0.20	Tr	0.23	Tr
白灼秋葵	54	30	68	530.9	25	0.4	0.18	Tr	0.17	Tr
松仁玉米	7	77	120	134.4	28	0.7	0.51	0.17	0.40	6.9

续表

食物名称	钙/mg	磷/mg	钾/mg	钠/mg	镁/mg	铁/mg	锌/mg	铜/mg	锰/mg	碘/μg
荷塘月色	25	39	150	240.7	17	1.3	0.14	0.05	0.19	11.3
清真菜										
扒牛肉条	9	66	125	209.9	12	2.0	7.58	0.07	0.05	Tr
扒羊肉条	7	56	112	326.3	9	2.2	1.61	0.03	0.06	7.1
羊肉串	14	216	382	439.6	33	2.4	4.62	0.17	0.13	24.9
葱爆羊肉	14	38	128	236.3	11	0.6	0.69	0.04	0.12	1.4
葱烧蹄筋	19	17	70	409.8	7	0.3	0.44	0.04	0.03	Tr
芫爆散丹	41	36	213	277.9	13	2.4	1.83	0.04	0.16	11.5
爆牛百叶	120	105	91	188.9	37	8.4	1.08	0.11	5.58	3.3
它似蜜	2	41	42	116.9	3	1.0	0.65	0.06	0.05	Tr
醋熘木须	34	107	161	442.5	19	1.7	0.96	0.04	0.28	25.4
炒松肉	16	95	179	303.8	23	1.5	1.56	0.17	0.31	21.7
麻豆腐	46	34	102	247.3	23	1.2	0.25	0.07	0.24	2.2
羊杂汤	14	41	60	486.5	9	1.3	0.64	0.86	0.19	35.8
炸豆腐汤	65	49	99	377.9	18	0.6	0.21	0.05	0.28	26.6

续表

食物名称	钙 /mg	磷 /mg	钾 /mg	钠 /mg	镁 /mg	铁 /mg	锌 /mg	铜 /mg	锰 /mg	碘 /μg
热销小吃										
糖火烧	48	123	213	76.7	68	3.0	0.95	0.33	0.92	Tr
糖油饼	5	29	41	138.7	10	0.2	0.27	0.05	0.31	8.8
糖耳朵	3	11	15	43.2	3	0.1	0.08	Tr	0.08	1.0
糖卷果	25	37	312	24.4	18	1.0	0.49	0.09	0.22	18.4
炸糕	11	38	103	34.8	14	0.8	0.34	0.08	0.28	Tr
奶油炸糕	16	47	41	43.5	7	0.5	0.37	0.03	0.09	8.2
焦圈	93	91	31	195.9	5	0.2	0.13	0.02	0.09	4.4
驴打滚	10	37	84	4.0	13	0.5	0.37	0.07	0.31	Tr
蛤蟆吐蜜	11	45	106	10.6	18	0.9	0.31	0.10	0.24	Tr
果料切糕	6	23	61	10.7	9	0.5	0.24	0.06	0.22	Tr
芸豆卷	19	88	228	15.4	43	1.5	0.68	0.17	0.56	Tr
豌豆黄	11	72	183	1.9	23	1.3	0.66	0.17	0.29	Tr
杏仁豆腐	11	4	7	3.8	1	Tr	Tr	Tr	0.01	2.2
小豆凉糕	23	67	239	8.8	35	0.9	0.43	0.17	0.28	Tr

续表

食物名称	钙 /mg	磷 /mg	钾 /mg	钠 /mg	镁 /mg	铁 /mg	锌 /mg	铜 /mg	锰 /mg	碘 /μg
炸灌肠	48	11	47	497.1	6	1.5	Tr	Tr	0.08	46.5
素丸子	14	15	78	148.1	7	0.1	0.06	0.02	0.14	8.8
豆汁	13	16	39	5.0	8	0.2	0.11	0.04	0.07	3.7
面茶	151	99	96	142.6	60	1.2	0.88	0.28	0.36	16.5
杏仁茶	5	4	9	1.6	2	Tr	Tr	Tr	0.01	Tr
茶汤	6	20	28	2.7	10	0.5	0.25	0.05	0.06	Tr
炒肝	8	32	34	293.4	4	1.7	0.46	0.09	0.05	11.6
豆腐脑	12	38	115	185.1	14	0.3	0.22	0.06	0.17	9.9

第三节　成品菜肴的维生素含量

表 3-3　成品菜肴的维生素含量（以每 100g 可食部计）

食物名称	维生素 A /μg	维生素 E/mg					硫胺素（维生素 B_1）/mg	核黄素（维生素 B_2）/mg	维生素 C /mg
		α－生育酚当量 / α－TE	α－生育酚	β－生育酚	γ－生育酚	δ－生育酚			
主食									
老北京炸酱面	Tr	0.09	Tr	Tr	0.90	0.33	0.01	0.06	Tr
老北京打卤面	Tr	0.12	0.09	Tr	0.24	0.18	0.01	0.08	Tr
茄丁面	Tr	0.49	0.26	0.10	1.67	1.19	0.05	0.04	Tr
三鲜馅儿褡裢火烧（猪肉）	Tr	0.53	0.27	0.14	1.79	1.44	0.54	0.16	Tr
大葱馅儿褡裢火烧（羊肉）	Tr	1.26	0.81	0.21	3.26	1.70	0.15	0.09	Tr
韭菜鸡蛋馅饼	Tr	0.44	Tr	Tr	4.23	1.22	0.02	0.19	Tr

续表

食物名称	维生素 A /μg	维生素 E/mg					硫胺素（维生素 B_1）/mg	核黄素（维生素 B_2）/mg	维生素 C /mg
		α-生育酚当量/α-TE	α-生育酚	β-生育酚	γ-生育酚	δ-生育酚			
门钉肉饼	Tr	0.07	Tr	Tr	0.70	0.19	0.01	0.10	Tr
京东肉饼	Tr	0.72	0.51	0.24	0.87	0.41	0.20	0.13	Tr
芝麻酱糖饼	Tr	2.80	2.06	0.28	5.82	1.91	0.05	0.08	Tr
烧饼	Tr	3.20	2.13	0.32	8.82	2.66	0.09	0.07	Tr
猪肉大葱包子	Tr	0.21	0.09	Tr	1.21	0.33	Tr	0.12	Tr
素三鲜包子	Tr	12.32	12.32	Tr	Tr	Tr	Tr	0.20	Tr
雪里蕻大菜团子	Tr	0.40	0.27	0.10	0.73	0.52	0.19	0.14	Tr
糊塌子	Tr	0.49	Tr	0.19	3.86	1.34	0.01	0.16	Tr
素炒饼	Tr	0.36	Tr	Tr	3.52	1.15	0.01	0.15	Tr
肉炒疙瘩	Tr	0.14	Tr	Tr	1.40	0.48	0.01	0.11	Tr
疙瘩汤	Tr	0.06	Tr	Tr	0.57	0.16	0.01	0.15	Tr
鲜虾馄饨	Tr	0.91	0.91	Tr	Tr	Tr	Tr	0.13	Tr
荠菜馄饨	Tr	Tr	Tr	Tr	Tr	Tr	0.01	0.14	Tr

续表

食物名称	维生素 A /μg	维生素 E/mg					硫胺素（维生素 B_1）/mg	核黄素（维生素 B_2）/mg	维生素 C /mg
		α-生育酚当量 / α-TE	α-生育酚	β-生育酚	γ-生育酚	δ-生育酚			
小米粥	Tr	Tr	Tr	Tr	Tr	Tr	Tr	0.03	Tr
凉菜 / 熟食									
五香牛腱子	Tr	0.36	0.35	Tr	0.07	Tr	0.02	0.50	Tr
宫廷八宝	Tr	1.27	0.82	0.18	3.42	1.54	0.10	0.09	Tr
松仁肉肚	Tr	0.81	0.70	Tr	1.08	Tr	0.59	0.19	Tr
蒜肠	Tr	Tr	Tr	Tr	Tr	Tr	0.37	0.16	Tr
鸡泥肠	Tr	0.40	0.39	Tr	0.09	Tr	0.05	0.10	Tr
五香猪肝	21651	0.36	0.36	Tr	Tr	Tr	0.11	0.18	Tr
家乡肠	Tr	0.77	0.53	0.09	1.83	0.70	0.08	0.18	Tr
肉皮冻	Tr	Tr	Tr	Tr	Tr	Tr	0.03	0.08	Tr
盐水鸭肝	11637	0.26	0.25	Tr	0.11	Tr	0.06	1.10	Tr
芥末鸭掌	Tr	0.76	0.56	0.05	1.74	0.44	0.05	0.07	Tr
秘制手撕鸡	Tr	Tr	Tr	Tr	Tr	Tr	0.14	0.47	Tr

续表

食物名称	维生素 A /μg	维生素 E/mg					硫胺素（维生素 B_1）/mg	核黄素（维生素 B_2）/mg	维生素 C /mg
		α-生育酚当量/α-TE	α-生育酚	β-生育酚	γ-生育酚	δ-生育酚			
凉皮	Tr	0.15	Tr	0.03	1.32	0.74	0.14	0.17	Tr
乾隆白菜	Tr	6.72	2.62	8.17	Tr	1.10	0.14	0.22	8.6
果仁菠菜	Tr	4.43	3.89	0.10	4.77	1.39	0.07	0.35	3.6
大拉皮	Tr	0.09	Tr	Tr	0.87	0.14	0.07	0.13	1.3
桂花山药	Tr	0.23	0.23	Tr	Tr	Tr	0.18	0.15	Tr
拍黄瓜	Tr	1.36	0.92	0.10	3.82	1.19	0.12	0.21	1.9
芥末墩儿	Tr	0.16	0.11	Tr	0.54	0.04	Tr	0.07	Tr
京热菜									
焖炉烤鸭	Tr	0.40	0.36	Tr	0.39	0.13	0.20	0.40	Tr
挂炉烤鸭	Tr	Tr	Tr	Tr	Tr	Tr	0.46	0.66	Tr
精品烤鸭（挂炉烤鸭）	Tr	0.29	0.28	Tr	0.11	Tr	0.12	0.28	Tr
干烧鸭四宝	Tr	2.33	1.68	0.24	5.15	1.91	0.08	0.53	Tr
火燎鸭心	Tr	1.37	1.12	0.10	1.95	0.65	0.14	1.13	Tr

续表

食物名称	维生素 A /μg	维生素 E/mg					硫胺素（维生素 B_1）/mg	核黄素（维生素 B_2）/mg	维生素 C /mg
		α－生育酚当量 / α－TE	α－生育酚	β－生育酚	γ－生育酚	δ－生育酚			
秘制鸭舌	Tr	0.77	0.44	0.15	2.42	1.51	0.01	0.08	Tr
椒盐鸭架	Tr	2.56	1.74	0.23	6.81	2.43	0.03	0.16	Tr
京味爆三样	4239	0.37	0.13	0.02	2.25	0.95	0.05	0.29	Tr
鱼头泡饼	Tr	2.53	2.13	0.14	3.20	1.37	0.06	0.28	Tr
带鱼卷饼	Tr	1.83	1.16	0.23	5.33	2.30	Tr	0.15	Tr
腊八蒜烧肥肠	Tr	0.18	Tr	Tr	1.72	0.62	0.03	0.07	Tr
贝勒爷烤肉	Tr	3.61	2.46	0.25	9.97	3.09	0.01	0.04	Tr
白菜烧丸子	Tr	0.29	Tr	Tr	2.85	0.95	0.02	0.09	Tr
肉末白菜粉条	Tr	0.51	0.35	0.07	1.24	0.56	0.05	0.04	8.3
炒合菜	Tr	0.88	0.51	0.06	3.29	1.38	0.19	0.29	0.4
鲁热菜									
酱肘子	Tr	1.04	0.72	0.13	2.44	1.15	0.15	0.24	Tr
炖吊子	Tr	1.01	0.84	0.08	1.20	0.91	0.04	0.11	Tr

续表

食物名称	维生素 A /μg	维生素 E/mg					硫胺素（维生素 B_1）/mg	核黄素（维生素 B_2）/mg	维生素 C /mg
		α－生育酚当量 / α－TE	α－生育酚	β－生育酚	γ－生育酚	δ－生育酚			
熘肝尖	7034	0.68	0.54	0.06	1.07	0.42	0.16	1.31	Tr
爆三样	5632	Tr	Tr	Tr	Tr	Tr	0.09	0.78	Tr
糖醋里脊	Tr	0.94	0.63	0.15	2.29	0.29	0.09	0.21	Tr
滑熘鱼片	Tr	0.36	0.27	0.04	0.63	0.37	0.15	0.07	Tr
焦熘丸子	Tr	1.66	1.07	0.18	4.79	2.00	0.41	0.06	Tr
干炸丸子	Tr	0.68	Tr	Tr	6.60	2.19	0.07	0.10	Tr
烧茄子	Tr	9.49	8.06	0.49	11.76	0.61	0.10	0.17	Tr
醋熘白菜	Tr	0.34	0.21	0.05	1.05	0.46	Tr	0.04	3.4
西红柿炒鸡蛋	Tr	Tr	Tr	Tr	Tr	Tr	0.12	0.49	Tr
三不沾	Tr	1.63	1.44	0.07	1.53	0.69	0.13	0.07	Tr
川、贵、湘热菜									
梅菜扣肉	Tr	1.39	1.25	0.05	1.14	0.17	0.18	0.34	Tr
回锅肉	Tr	0.26	0.12	0.13	0.64	0.65	0.21	0.25	Tr

续表

食物名称	维生素 A /μg	维生素 E/mg					硫胺素（维生素 B_1）/mg	核黄素（维生素 B_2）/mg	维生素 C /mg
		α－生育酚当量/α－TE	α－生育酚	β－生育酚	γ－生育酚	δ－生育酚			
粉蒸肉	Tr	0.67	0.53	0.08	0.99	0.32	0.13	0.08	Tr
宫保鸡丁	Tr	4.54	3.70	0.24	7.01	2.11	0.08	0.15	Tr
宫保大虾球	Tr	2.24	1.78	0.13	3.84	1.14	0.02	0.05	Tr
宫保虾球	Tr	2.40	1.32	0.29	8.91	3.90	0.07	0.21	Tr
鱼香肉丝	Tr	0.04	Tr	0.06	Tr	0.57	0.10	0.26	Tr
水煮肉	Tr	Tr	Tr	Tr	Tr	Tr	0.45	0.28	Tr
水煮鱼	Tr	0.05	Tr	0.03	0.37	0.18	0.37	0.23	Tr
干烧大黄鱼	Tr	3.53	2.77	0.24	6.09	2.61	0.05	0.18	Tr
酸汤鱼	Tr	0.25	Tr	0.13	1.58	2.21	0.35	0.16	Tr
毛血旺	Tr	Tr	Tr	Tr	Tr	Tr	0.40	0.24	Tr
剁椒鸭肠	Tr	2.07	1.49	0.21	4.52	2.00	Tr	0.05	Tr
农家小炒肉	Tr	0.72	0.45	0.12	1.90	1.92	0.12	0.38	Tr
麻婆豆腐	Tr	0.80	0.31	0.13	3.94	2.84	0.43	0.24	Tr

续表

食物名称	维生素 A /μg	维生素 E/mg					硫胺素（维生素 B_1）/mg	核黄素（维生素 B_2）/mg	维生素 C /mg
		α-生育酚当量/α-TE	α-生育酚	β-生育酚	γ-生育酚	δ-生育酚			
干煸豆角	Tr	4.78	3.97	0.24	6.86	0.54	0.06	0.38	Tr
干锅菜花	Tr	2.73	1.98	0.18	6.39	2.37	0.20	0.30	19.8
酸辣土豆丝	Tr	0.79	0.30	0.20	3.66	2.34	0.15	0.14	Tr
苏、浙、粤热菜									
响油鳝糊	Tr	1.51	1.04	0.14	3.83	1.37	0.02	0.60	Tr
松鼠鳜鱼	Tr	4.11	2.83	0.30	10.93	3.45	0.01	0.04	Tr
红烧肉	Tr	0.45	0.18	0.08	2.04	2.31	0.33	0.32	Tr
红烧狮子头	Tr	Tr	Tr	Tr	Tr	Tr	0.18	0.33	Tr
蒜蓉粉丝蒸丝瓜	Tr	0.43	0.12	0.06	2.67	1.33	0.07	0.15	Tr
蒜蓉娃娃菜	Tr	3.00	2.10	0.28	7.35	2.42	0.04	0.05	Tr
蒜蓉粉丝娃娃菜	Tr	0.59	0.32	0.05	2.38	0.92	0.24	0.22	Tr
白灼芥蓝	Tr	0.53	0.39	0.09	0.89	0.10	0.08	0.32	22.1
白灼秋葵	Tr	Tr	Tr	Tr	Tr	Tr	0.07	0.25	1.2

续表

食物名称	维生素 A /μg	维生素 E/mg					硫胺素（维生素 B_1）/mg	核黄素（维生素 B_2）/mg	维生素 C /mg
		α－生育酚当量 / α－TE	α－生育酚	β－生育酚	γ－生育酚	δ－生育酚			
松仁玉米	Tr	0.05	Tr	Tr	0.49	0.34	0.08	0.16	Tr
荷塘月色	Tr	0.54	0.23	0.08	2.43	2.34	0.13	0.22	9.4
清真菜									
扒牛肉条	Tr	1.81	1.67	0.07	1.03	0.38	Tr	0.13	Tr
扒羊肉条	Tr	0.53	0.36	0.05	1.43	0.53	0.04	0.14	Tr
羊肉串	Tr	Tr	Tr	Tr	Tr	Tr	0.50	1.00	Tr
葱爆羊肉	Tr	0.37	Tr	Tr	3.54	1.43	0.02	0.14	Tr
葱烧蹄筋	Tr	0.30	0.21	0.05	0.56	0.45	0.08	0.03	Tr
芫爆散丹	Tr	2.80	2.01	0.22	6.57	2.60	0.05	0.23	Tr
爆牛百叶	Tr	0.22	Tr	Tr	2.11	0.56	Tr	0.16	Tr
它似蜜	Tr	2.32	1.64	0.21	5.55	2.36	0.02	0.05	Tr
醋熘木须	113	0.82	Tr	Tr	7.90	3.08	0.01	0.17	Tr
炒松肉	Tr	0.02	Tr	Tr	0.06	1.43	0.13	0.26	Tr

续表

食物名称	维生素 A /μg	维生素 E/mg					硫胺素（维生素 B_1）/mg	核黄素（维生素 B_2）/mg	维生素 C /mg
		α-生育酚当量/α-TE	α-生育酚	β-生育酚	γ-生育酚	δ-生育酚			
麻豆腐	Tr	0.83	Tr	Tr	7.97	3.04	0.02	0.07	Tr
羊杂汤	240	0.14	0.13	Tr	0.11	Tr	0.04	0.05	Tr
炸豆腐汤	Tr	0.17	Tr	Tr	1.57	1.05	Tr	0.17	Tr
热销小吃									
糖火烧	Tr	6.20	4.50	0.64	13.34	4.60	0.24	0.07	Tr
糖油饼	Tr	3.69	2.54	0.52	8.61	3.20	0.03	0.17	Tr
糖耳朵	Tr	2.84	2.00	Tr	8.06	3.12	Tr	0.08	Tr
糖卷果	Tr	1.09	0.74	0.13	2.77	1.14	0.10	0.05	Tr
炸糕	Tr	0.16	Tr	Tr	1.39	2.10	0.02	0.03	Tr
奶油炸糕	Tr	2.70	2.19	Tr	4.80	2.78	Tr	0.27	Tr
焦圈	Tr	4.08	2.67	Tr	13.52	6.08	Tr	0.14	Tr
驴打滚	Tr	0.06	Tr	Tr	0.50	0.61	Tr	0.10	Tr
蛤蟆吐蜜	Tr	0.32	Tr	Tr	2.93	2.65	Tr	0.11	Tr

续表

食物名称	维生素 A /μg	维生素 E/mg					硫胺素（维生素 B_1）/mg	核黄素（维生素 B_2）/mg	维生素 C /mg
		α-生育酚当量 /α-TE	α-生育酚	β-生育酚	γ-生育酚	δ-生育酚			
果料切糕	Tr	0.04	Tr	Tr	0.32	1.17	0.01	0.05	Tr
芸豆卷	Tr	0.17	Tr	Tr	1.69	0.46	0.12	0.04	Tr
豌豆黄	Tr	0.10	Tr	Tr	1.04	Tr	0.05	0.03	Tr
杏仁豆腐	Tr	Tr	Tr	Tr	Tr	Tr	Tr	0.01	Tr
小豆凉糕	Tr	0.12	Tr	Tr	0.95	2.97	0.04	0.05	Tr
炸灌肠	Tr	1.37	0.89	Tr	4.62	1.58	0.01	0.03	Tr
素丸子	Tr	2.09	1.61	Tr	4.47	2.84	0.01	0.08	Tr
豆汁	Tr	0.03	Tr	Tr	0.30	Tr	0.01	0.01	Tr
面茶	Tr	0.58	Tr	Tr	5.72	0.30	0.01	0.15	Tr
杏仁茶	Tr	Tr	Tr	Tr	Tr	Tr	0.01	0.05	Tr
茶汤	Tr	Tr	Tr	Tr	Tr	Tr	0.01	0.04	Tr
炒肝	659	Tr	Tr	Tr	Tr	Tr	0.01	0.05	Tr
豆腐脑	Tr	0.15	Tr	Tr	1.41	0.64	0.03	0.05	Tr

第四节　成品菜肴的脂肪酸含量

表 3-4　成品菜肴的脂肪酸含量（以每 100g 可食部计）（一）　单位：g

食物名称	总脂肪酸	饱和脂肪酸											
		总饱和脂肪酸	C4:0	C6:0	C8:0	C10:0	C12:0	C13:0	C14:0	C15:0	C16:0	C17:0	C18:0	C20:0
主食														
老北京炸酱面	2.000	0.416	0.005	0.003	0.002	0.003	Tr	Tr	0.006	Tr	0.270	0.003	0.105	0.008
老北京打卤面	2.873	0.859	Tr	Tr	Tr	Tr	Tr	Tr	0.019	Tr	0.570	Tr	0.244	0.008
茄丁面	7.636	1.782	Tr	Tr	Tr	Tr	Tr	Tr	0.029	Tr	1.157	0.014	0.508	0.029
三鲜馅儿褡裢火烧（猪肉）	16.057	4.594	Tr	Tr	Tr	Tr	0.007	Tr	0.114	0.008	2.913	0.034	1.368	0.053
大葱馅儿褡裢火烧（羊肉）	14.989	4.110	Tr	Tr	0.007	0.007	0.006	Tr	0.150	0.075	2.583	0.184	0.949	0.044
韭菜鸡蛋馅饼	9.298	1.692	0.009	0.005	0.005	0.008	Tr	Tr	0.013	0.002	1.095	0.010	0.437	0.043
门钉肉饼	13.533	6.761	0.010	0.006	0.005	0.014	0.007	Tr	0.336	0.062	3.297	0.145	2.769	0.035

续表

食物名称	总脂肪酸	饱和脂肪酸											
		总饱和脂肪酸	C4:0	C6:0	C8:0	C10:0	C12:0	C13:0	C14:0	C15:0	C16:0	C17:0	C18:0	C20:0
京东肉饼	7.345	3.473	Tr	Tr	Tr	Tr	Tr	Tr	0.169	0.027	1.820	0.068	1.341	0.019
芝麻酱糖饼	15.496	2.974	Tr	Tr	Tr	0.026	Tr	Tr	Tr	Tr	1.849	0.017	0.685	0.131
烧饼	17.356	3.120	Tr	Tr	Tr	0.007	Tr	Tr	0.011	Tr	1.956	0.015	0.770	0.124
猪肉大葱包子	11.769	4.240	0.007	Tr	0.037	0.014	0.007	Tr	0.125	0.005	2.601	0.031	1.356	0.034
素三鲜包子	7.212	1.419	0.013	Tr	0.071	0.012	Tr	Tr	0.016	0.014	0.858	0.007	0.357	0.033
雪里蕻大菜团子	3.696	1.108	Tr	Tr	Tr	Tr	Tr	Tr	0.024	Tr	0.713	0.008	0.327	0.013
糊塌子	8.052	1.506	0.007	0.004	0.003	0.007	0.002	Tr	0.009	0.002	1.029	0.009	0.347	0.032
素炒饼	7.510	1.320	0.004	0.003	0.003	0.004	0.001	Tr	0.007	0.002	0.875	0.008	0.328	0.032
肉炒疙瘩	4.094	0.765	0.006	0.004	0.003	0.005	Tr	Tr	0.006	0.002	0.516	0.005	0.178	0.016
疙瘩汤	2.082	0.465	0.003	0.002	0.001	0.003	Tr	Tr	0.006	0.001	0.323	0.003	0.107	0.007
鲜虾馄饨	0.997	0.339	0.004	Tr	0.019	0.003	Tr	Tr	0.007	0.003	0.214	0.002	0.081	0.003
荠菜馄饨	2.026	0.719	0.006	Tr	0.030	0.006	Tr	Tr	0.018	Tr	0.446	0.005	0.200	0.006
小米粥	0.149	0.039	0.002	Tr	0.012	0.002	Tr	Tr	Tr	Tr	0.013	Tr	0.009	0.002

续表

食物名称	总脂肪酸	饱和脂肪酸											
		总饱和脂肪酸	C4:0	C6:0	C8:0	C10:0	C12:0	C13:0	C14:0	C15:0	C16:0	C17:0	C18:0	C20:0
凉菜 / 熟食														
五香牛腱子	1.955	0.815	Tr	Tr	0.004	Tr	Tr	Tr	0.040	Tr	0.478	0.013	0.279	Tr
宫廷八宝	2.743	0.490	Tr	Tr	0.005	Tr	Tr	Tr	Tr	Tr	0.330	Tr	0.120	0.013
松仁肉肚	8.186	2.657	Tr	Tr	0.003	Tr	0.005	Tr	0.082	Tr	1.621	0.016	0.867	0.028
蒜肠	20.307	8.532	Tr	Tr	0.004	0.018	0.014	Tr	0.272	0.010	5.118	0.055	2.930	0.051
鸡泥肠	9.011	3.170	Tr	Tr	0.008	Tr	Tr	Tr	0.064	0.009	2.427	0.013	0.618	0.007
五香猪肝	2.072	0.968	Tr	Tr	0.008	Tr	Tr	Tr	0.009	Tr	0.382	0.013	0.532	0.003
家乡肠	11.439	3.969	Tr	Tr	0.004	Tr	0.006	Tr	0.113	0.005	2.441	0.024	1.299	0.034
肉皮冻	0.763	0.302	Tr	Tr	0.006	Tr	Tr	Tr	0.009	Tr	0.201	Tr	0.082	Tr
盐水鸭肝	18.733	9.551	0.013	Tr	0.069	0.013	0.007	Tr	0.127	0.005	6.412	0.020	2.817	0.028
芥末鸭掌	14.691	2.823	0.013	0.003	0.066	0.010	0.004	Tr	0.038	0.006	2.142	0.013	0.469	0.024
秘制手撕鸡	18.649	4.230	0.002	Tr	Tr	0.003	0.002	Tr	0.051	0.020	3.028	0.023	0.986	0.050
凉皮	9.189	1.724	0.002	Tr	0.008	Tr	Tr	Tr	0.007	0.015	1.045	0.008	0.424	0.071
乾隆白菜	10.428	1.970	0.004	0.004	0.009	Tr	Tr	Tr	0.008	0.023	1.187	0.009	0.429	0.083

续表

食物名称	总脂肪酸	饱和脂肪酸												
		总饱和脂肪酸	C4:0	C6:0	C8:0	C10:0	C12:0	C13:0	C14:0	C15:0	C16:0	C17:0	C18:0	C20:0
果仁菠菜	9.796	1.947	0.003	0.003	0.008	Tr	Tr	Tr	0.007	0.015	1.045	0.009	0.534	0.120
大拉皮	0.023	0.023	Tr	Tr	Tr	0.003	Tr	Tr	Tr	0.009	0.009	Tr	0.003	Tr
桂花山药	0.433	0.230	Tr	0.002	Tr	0.006	0.005	Tr	0.017	0.009	0.159	Tr	0.028	0.003
拍黄瓜	0.313	0.081	Tr	Tr	0.010	0.001	Tr	Tr	Tr	0.005	0.046	Tr	0.014	0.001
芥末墩儿	1.395	0.213	0.007	Tr	0.032	0.006	Tr	Tr	Tr	Tr	0.113	Tr	0.038	0.008
京热菜														
焖炉烤鸭	20.145	5.552	Tr	Tr	Tr	Tr	Tr	Tr	0.081	0.010	4.374	0.022	1.017	0.025
挂炉烤鸭	11.187	3.359	0.004	Tr	Tr	0.002	0.004	Tr	0.068	0.024	2.565	0.014	0.594	0.012
精品烤鸭（挂炉烤鸭）	19.104	5.774	0.004	Tr	0.044	0.011	0.007	Tr	0.090	0.008	4.201	0.020	1.328	0.025
干烧鸭四宝	11.898	1.091	Tr	Tr	Tr	Tr	0.011	Tr	0.073	0.008	Tr	0.020	0.865	0.045
火燎鸭心	12.241	2.730	0.009	0.003	0.050	0.008	0.003	Tr	0.023	0.013	1.770	0.015	0.704	0.055
秘制鸭舌	36.198	7.464	0.007	Tr	0.040	0.009	0.011	Tr	0.115	0.012	5.541	0.036	1.512	0.069
椒盐鸭架	35.727	8.558	0.015	Tr	0.071	0.013	0.009	Tr	0.099	0.012	5.998	0.043	2.059	0.096

续表

食物名称	总脂肪酸	饱和脂肪酸											
		总饱和脂肪酸	C4:0	C6:0	C8:0	C10:0	C12:0	C13:0	C14:0	C15:0	C16:0	C17:0	C18:0	C20:0
京味爆三样	9.309	2.073	0.008	0.004	0.004	0.007	Tr	Tr	0.025	0.004	1.294	0.015	0.613	0.039
鱼头泡饼	12.307	2.897	Tr	Tr	0.004	0.007	0.017	0.010	0.186	0.077	1.783	0.069	0.606	0.052
带鱼卷饼	12.452	2.653	Tr	Tr	Tr	0.009	Tr	Tr	0.085	0.012	1.734	0.027	0.638	0.054
腊八蒜烧肥肠	10.285	5.755	0.008	Tr	0.036	0.015	0.009	Tr	0.159	0.011	3.120	0.067	2.263	0.035
贝勒爷烤肉	9.734	2.531	0.008	Tr	0.043	0.014	0.007	Tr	0.097	0.018	1.362	0.041	0.784	0.038
白菜烧丸子	10.360	3.039	0.005	Tr	0.023	0.007	0.004	Tr	0.074	0.003	1.900	0.019	0.936	0.033
肉末白菜粉条	4.881	1.610	Tr	Tr	Tr	0.008	Tr	Tr	0.041	Tr	0.962	0.010	0.551	0.017
炒合菜	5.676	1.134	0.002	0.003	0.008	Tr	Tr	Tr	0.010	0.015	0.775	0.006	0.263	0.020
鲁热菜														
酱肘子	25.815	9.630	Tr	Tr	Tr	Tr	0.018	Tr	0.282	0.012	5.885	0.072	3.228	0.075
炖吊子	19.050	8.448	Tr	Tr	Tr	0.018	0.017	0.001	0.232	0.014	4.732	0.095	3.242	0.052
熘肝尖	2.825	0.724	Tr	Tr	Tr	Tr	Tr	Tr	0.011	Tr	0.449	0.005	0.229	0.012
爆三样	21.897	8.756	0.005	Tr	0.001	0.013	0.013	Tr	0.224	0.021	4.898	0.103	3.354	0.062
糖醋里脊	12.896	2.763	Tr	Tr	0.002	Tr	0.004	Tr	0.032	0.020	1.987	0.013	0.578	0.048

续表

食物名称	总脂肪酸	饱和脂肪酸												
		总饱和脂肪酸	C4:0	C6:0	C8:0	C10:0	C12:0	C13:0	C14:0	C15:0	C16:0	C17:0	C18:0	C20:0
滑熘鱼片	2.826	0.553	Tr	Tr	Tr	Tr	Tr	Tr	0.009	Tr	0.395	0.004	0.120	0.009
焦熘丸子	24.703	7.890	Tr	Tr	0.015	0.017	0.016	0.001	0.232	0.010	4.950	0.063	2.421	0.071
干炸丸子	24.855	7.468	0.006	0.004	0.004	0.016	0.010	Tr	0.187	0.008	4.655	0.045	2.363	0.078
烧茄子	11.767	2.065	0.003	0.003	0.009	Tr	Tr	Tr	0.020	0.018	1.371	0.012	0.506	0.047
醋熘白菜	2.139	0.376	Tr	Tr	Tr	Tr	Tr	Tr	0.003	Tr	0.251	0.002	0.096	0.009
西红柿炒鸡蛋	10.929	2.070	0.005	Tr	0.001	Tr	Tr	Tr	0.016	0.016	1.418	0.012	0.493	0.039
三不沾	11.216	2.948	Tr	Tr	0.020	0.004	Tr	Tr	0.033	0.005	2.146	0.015	0.648	0.028
川、贵、湘热菜														
梅菜扣肉	46.242	17.596	0.006	Tr	0.005	0.032	0.033	Tr	0.559	0.022	11.100	0.133	5.548	0.110
回锅肉	10.070	3.405	0.003	Tr	0.001	0.006	0.005	Tr	0.094	0.012	2.099	0.030	1.097	0.031
粉蒸肉	10.713	3.217	Tr	Tr	Tr	Tr	0.008	Tr	0.086	0.005	2.029	0.035	0.987	0.032
宫保鸡丁	20.549	4.464	0.007	Tr	0.035	0.008	0.003	Tr	0.038	0.006	2.793	0.023	1.111	0.167
宫保大虾球	9.179	1.663	0.010	Tr	0.043	0.006	Tr	Tr	0.006	0.021	1.012	0.010	0.450	0.043
宫保虾球	21.348	4.763	Tr	Tr	0.003	0.004	0.003	Tr	0.117	0.023	2.959	0.063	1.367	0.082

续表

食物名称	总脂肪酸	饱和脂肪酸											
		总饱和脂肪酸	C4:0	C6:0	C8:0	C10:0	C12:0	C13:0	C14:0	C15:0	C16:0	C17:0	C18:0	C20:0
鱼香肉丝	8.625	2.141	0.004	Tr	0.002	0.002	0.002	Tr	0.040	0.001	1.361	0.010	0.642	0.031
水煮肉	7.767	2.020	0.005	Tr	Tr	0.003	0.002	Tr	0.043	0.017	1.282	0.010	0.592	0.028
水煮鱼	10.817	2.172	0.005	Tr	0.011	Tr	Tr	Tr	0.044	0.019	1.499	0.014	0.500	0.034
干烧大黄鱼	24.759	7.605	Tr	Tr	Tr	Tr	0.008	Tr	0.381	0.073	5.322	0.094	1.287	0.087
酸汤鱼	2.924	1.124	0.002	Tr	0.002	0.002	0.008	Tr	0.062	0.011	0.718	0.005	0.302	0.007
毛血旺	5.193	1.662	0.004	Tr	0.010	0.002	0.002	Tr	0.039	0.017	0.890	0.015	0.472	0.017
剁椒鸭肠	17.121	3.230	0.011	Tr	0.049	0.009	Tr	Tr	0.017	0.015	2.042	0.021	0.874	0.076
农家小炒肉	19.267	5.818	0.003	Tr	0.002	0.012	0.010	Tr	0.169	0.025	3.658	0.046	1.799	0.052
麻婆豆腐	8.136	1.453	0.003	0.004	0.002	Tr	Tr	Tr	0.012	0.017	0.974	0.008	0.350	0.031
干煸豆角	15.510	2.832	0.003	0.003	0.002	Tr	0.001	Tr	0.022	0.015	1.892	0.016	0.710	0.061
干锅菜花	10.647	3.337	0.001	0.003	0.001	0.004	0.004	Tr	0.071	0.013	1.990	0.019	1.160	0.037
酸辣土豆丝	4.333	0.755	0.002	0.003	0.007	0.001	Tr	Tr	0.005	0.007	0.501	0.004	0.181	0.017
苏、浙、粤热菜														
响油鳝糊	6.694	1.349	Tr	Tr	0.017	0.004	Tr	Tr	0.014	0.004	0.919	0.012	0.304	0.028

续表

食物名称	总脂肪酸	饱和脂肪酸												
		总饱和脂肪酸	C4:0	C6:0	C8:0	C10:0	C12:0	C13:0	C14:0	C15:0	C16:0	C17:0	C18:0	C20:0
松鼠鳜鱼	22.851	4.143	0.011	Tr	0.056	0.012	0.005	Tr	0.048	0.016	2.634	0.034	1.062	0.099
红烧肉	22.991	8.002	0.005	0.004	0.003	0.015	0.015	Tr	0.254	0.023	5.068	0.046	2.449	0.066
红烧狮子头	16.396	5.585	0.002	Tr	0.002	0.011	0.009	Tr	0.167	0.008	3.511	0.032	1.768	0.043
蒜蓉粉丝蒸丝瓜	3.452	0.609	0.002	0.003	0.007	Tr	Tr	Tr	0.004	0.007	0.403	0.003	0.143	0.013
蒜蓉娃娃菜	16.388	2.963	0.003	Tr	0.019	0.003	Tr	Tr	0.012	0.006	1.813	0.017	0.725	0.111
蒜蓉粉丝娃娃菜	1.973	0.495	Tr	Tr	Tr	Tr	Tr	Tr	0.009	0.012	0.336	0.003	0.120	0.005
白灼芥蓝	6.512	1.113	0.002	0.001	0.008	0.001	Tr	Tr	0.006	0.011	0.746	0.007	0.266	0.024
白灼秋葵	2.836	0.530	0.002	0.002	0.013	0.002	Tr	Tr	0.004	0.015	0.332	0.003	0.125	0.011
松仁玉米	6.586	1.116	0.003	Tr	0.014	0.002	Tr	Tr	0.007	0.015	0.757	0.006	0.250	0.028
荷塘月色	5.790	1.009	Tr	Tr	0.012	0.002	Tr	Tr	0.006	0.014	0.671	0.006	0.238	0.021
清真菜														
扒牛肉条	8.337	4.155	Tr	Tr	Tr	Tr	0.012	Tr	0.345	0.038	2.180	0.087	1.446	0.014
扒羊肉条	26.112	10.531	Tr	Tr	0.016	0.045	0.025	0.019	0.697	0.352	5.730	0.906	2.601	0.023

续表

食物名称	总脂肪酸	饱和脂肪酸											
		总饱和脂肪酸	C4:0	C6:0	C8:0	C10:0	C12:0	C13:0	C14:0	C15:0	C16:0	C17:0	C18:0	C20:0
羊肉串	23.717	7.380	0.006	Tr	0.002	0.018	0.022	0.004	0.406	0.114	4.224	0.245	2.132	0.058
葱爆羊肉	17.584	5.140	0.004	Tr	0.005	0.014	0.011	0.002	0.239	0.065	3.074	0.180	1.376	0.053
葱烧蹄筋	5.439	1.197	Tr	Tr	Tr	0.004	Tr	Tr	0.023	0.004	0.766	0.013	0.309	0.025
芫爆散丹	10.575	2.002	Tr	Tr	Tr	0.007	Tr	Tr	0.017	Tr	1.264	0.018	0.562	0.043
爆牛百叶	5.112	1.742	0.004	Tr	0.002	0.003	Tr	Tr	0.006	0.002	0.999	0.009	0.347	0.100
它似蜜	9.241	1.550	Tr	Tr	Tr	Tr	Tr	Tr	0.042	0.009	1.352	0.025	Tr	0.036
醋熘木须	18.031	3.680	0.005	Tr	0.008	0.008	0.004	Tr	0.052	0.009	2.456	0.032	0.909	0.071
炒松肉	14.696	3.279	Tr	Tr	0.002	0.003	0.002	Tr	0.081	0.016	2.037	0.043	0.941	0.057
麻豆腐	18.030	3.374	0.005	0.003	0.006	0.004	Tr	Tr	0.034	0.007	2.217	0.028	0.853	0.078
羊杂汤	6.414	2.379	0.004	Tr	0.022	0.013	0.010	0.002	0.217	0.052	Tr	0.214	1.739	0.026
炸豆腐汤	3.218	0.625	0.004	Tr	0.023	0.003	Tr	Tr	0.004	0.005	0.378	0.004	0.139	0.021
热销小吃														
糖火烧	32.193	6.036	Tr	Tr	Tr	Tr	Tr	Tr	0.018	Tr	3.631	0.028	1.453	0.291
糖油饼	24.566	5.267	0.014	Tr	0.077	0.011	Tr	Tr	0.066	0.028	3.250	0.057	1.438	0.114

续表

食物名称	总脂肪酸	饱和脂肪酸											
		总饱和脂肪酸	C4:0	C6:0	C8:0	C10:0	C12:0	C13:0	C14:0	C15:0	C16:0	C17:0	C18:0	C20:0
糖耳朵	17.528	3.034	0.008	Tr	0.042	0.006	Tr	Tr	0.014	0.010	2.004	0.017	0.721	0.075
糖卷果	7.975	1.542	Tr	Tr	0.037	0.008	0.017	Tr	0.021	0.003	0.948	0.012	0.406	0.033
炸糕	2.640	0.999	0.006	0.004	0.006	0.005	Tr	Tr	0.008	0.002	0.651	0.006	0.243	0.024
奶油炸糕	29.405	6.548	0.008	0.006	0.022	0.008	0.006	Tr	0.065	0.011	4.470	0.045	1.569	0.126
焦圈	14.888	2.777	0.008	0.005	0.011	0.007	0.003	Tr	0.014	0.004	1.817	0.017	0.717	0.069
驴打滚	1.623	0.315	0.008	0.005	0.003	0.008	Tr	Tr	0.004	Tr	0.213	Tr	0.057	0.007
蛤蟆吐蜜	7.742	1.444	0.004	0.003	0.006	0.004	0.002	Tr	0.007	0.002	0.945	0.009	0.373	0.036
果料切糕	0.198	0.064	0.004	0.003	0.002	0.004	0.002	Tr	0.002	Tr	0.039	Tr	0.005	0.003
芸豆卷	1.717	0.305	Tr	Tr	Tr	Tr	Tr	Tr	Tr	Tr	0.198	Tr	0.094	0.011
豌豆黄	0.103	0.033	0.004	0.002	0.002	0.004	Tr	Tr	Tr	Tr	0.014	Tr	0.004	0.003
杏仁豆腐	0.184	0.124	0.001	0.003	0.003	0.007	0.005	Tr	0.018	0.002	0.060	0.001	0.022	Tr
小豆凉糕	0.173	0.060	Tr	Tr	Tr	Tr	Tr	Tr	Tr	Tr	0.050	Tr	0.010	Tr
炸灌肠	8.720	1.640	0.006	0.003	0.027	0.005	Tr	Tr	0.015	0.002	1.058	0.010	0.414	0.036
素丸子	21.626	3.989	0.004	0.003	0.019	0.004	Tr	Tr	0.020	0.005	2.613	0.025	1.022	0.101

续表

食物名称	总脂肪酸	饱和脂肪酸												
		总饱和脂肪酸	C4:0	C6:0	C8:0	C10:0	C12:0	C13:0	C14:0	C15:0	C16:0	C17:0	C18:0	C20:0
豆汁	0.069	0.031	0.005	0.002	0.002	0.004	Tr	Tr	Tr	Tr	0.013	Tr	0.004	Tr
面茶	12.075	2.070	0.004	Tr	0.025	0.003	Tr	Tr	0.004	0.010	1.184	0.007	0.712	0.078
杏仁茶	0.324	0.051	0.003	Tr	0.015	0.003	Tr	Tr	0.001	Tr	0.021	Tr	0.008	Tr
茶汤	0.107	0.038	0.003	Tr	0.016	0.003	Tr	Tr	0.001	Tr	0.010	Tr	0.004	Tr
炒肝	4.054	2.268	0.007	Tr	0.035	0.010	0.003	Tr	0.053	0.005	1.137	0.027	0.981	0.010
豆腐脑	1.789	0.490	0.014	Tr	0.070	0.013	Tr	Tr	0.011	Tr	0.236	0.007	0.127	0.006

表 3-4 成品菜肴的脂肪酸含量（以每 100g 可食部计）（二） 单位：g

食物名称	饱和脂肪酸				单不饱和脂肪酸								
	C21:0	C22:0	C23:0	C24:0	总单不饱和脂肪酸	C14:1	C15:1	C16:1	C17:1	C18:1n9c	C20:1	C22:1n9	C24:1
主食													
老北京炸酱面	Tr	0.009	Tr	0.003	0.513	Tr	Tr	0.007	Tr	0.501	0.006	Tr	Tr
老北京打卤面	Tr	0.007	0.011	Tr	1.090	Tr	Tr	0.046	Tr	1.018	0.026	Tr	Tr

续表

食物名称	饱和脂肪酸				单不饱和脂肪酸								
	C21:0	C22:0	C23:0	C24:0	总单不饱和脂肪酸	C14:1	C15:1	C16:1	C17:1	C18:1n9c	C20:1	C22:1n9	C24:1
茄丁面	0.007	0.026	0.003	0.009	2.223	Tr	Tr	0.049	Tr	2.146	0.028	Tr	Tr
三鲜馅儿褡裢火烧（猪肉）	Tr	0.045	0.038	0.015	5.479	0.011	Tr	0.196	Tr	5.163	0.109	Tr	Tr
大葱馅儿褡裢火烧（羊肉）	0.017	0.047	0.026	0.015	5.332	0.013	Tr	0.283	Tr	4.961	0.075	Tr	Tr
韭菜鸡蛋馅饼	0.005	0.040	0.004	0.015	2.506	Tr	Tr	0.019	0.004	2.459	0.023	Tr	Tr
门钉肉饼	0.061	0.010	Tr	0.005	5.091	0.055	Tr	0.306	0.063	4.643	0.025	Tr	Tr
京东肉饼	Tr	0.010	0.019	Tr	2.712	0.040	Tr	0.239	Tr	2.412	0.022	Tr	Tr
芝麻酱糖饼	Tr	0.185	Tr	0.081	5.040	Tr	Tr	0.034	Tr	4.936	0.070	Tr	Tr
烧饼	Tr	0.164	Tr	0.071	5.420	Tr	Tr	0.016	0.006	5.330	0.067	Tr	Tr
猪肉大葱包子	0.007	0.011	Tr	0.004	4.654	0.005	Tr	0.210	0.024	4.306	0.105	0.003	Tr
素三鲜包子	Tr	0.028	Tr	0.010	1.948	Tr	Tr	0.027	Tr	1.890	0.031	Tr	Tr
雪里蕻大菜团子	Tr	0.011	0.011	Tr	1.235	Tr	Tr	0.040	Tr	1.166	0.029	Tr	Tr
糊塌子	0.004	0.035	0.003	0.012	2.149	Tr	Tr	0.039	0.006	2.084	0.020	Tr	Tr

续表

食物名称	饱和脂肪酸				单不饱和脂肪酸								
	C21:0	C22:0	C23:0	C24:0	总单不饱和脂肪酸	C14:1	C15:1	C16:1	C17:1	C18:1n9c	C20:1	C22:1n9	C24:1
素炒饼	0.005	0.035	0.003	0.012	1.858	Tr	Tr	0.011	0.004	1.822	0.020	0.002	Tr
肉炒疙瘩	Tr	0.017	0.001	0.006	1.052	Tr	Tr	0.017	0.002	1.023	0.010	Tr	Tr
疙瘩汤	Tr	0.007	0.001	0.002	0.639	Tr	Tr	0.021	0.002	0.610	0.006	Tr	Tr
鲜虾馄饨	Tr	0.002	Tr	Tr	0.324	Tr	Tr	0.012	Tr	0.308	0.004	Tr	Tr
荠菜馄饨	Tr	0.003	Tr	Tr	0.770	Tr	Tr	0.034	0.003	0.720	0.014	Tr	Tr
小米粥	Tr	Tr	Tr	Tr	0.027	Tr	Tr	Tr	Tr	0.027	Tr	Tr	Tr
凉菜 / 熟食													
五香牛腱子	Tr	Tr	0.002	Tr	0.942	0.007	Tr	0.083	0.011	0.837	0.003	Tr	Tr
宫廷八宝	Tr	0.016	Tr	0.006	0.764	Tr	Tr	Tr	Tr	0.750	0.014	Tr	Tr
松仁肉肚	Tr	0.005	0.029	Tr	3.382	Tr	Tr	0.136	0.011	3.167	0.068	Tr	Tr
蒜肠	Tr	0.007	0.054	Tr	8.363	0.010	Tr	0.408	0.036	7.729	0.176	0.004	Tr
鸡泥肠	Tr	Tr	0.025	Tr	4.264	0.014	Tr	0.578	0.007	3.627	0.038	Tr	Tr
五香猪肝	Tr	Tr	0.014	0.007	0.383	Tr	Tr	0.024	Tr	0.354	0.005	Tr	Tr

续表

食物名称	饱和脂肪酸				单不饱和脂肪酸								
	C21:0	C22:0	C23:0	C24:0	总单不饱和脂肪酸	C14:1	C15:1	C16:1	C17:1	C18:1n9c	C20:1	C22:1n9	C24:1
家乡肠	Tr	0.017	0.025	Tr	4.351	0.016	Tr	0.175	0.016	4.047	0.096	Tr	Tr
肉皮冻	Tr	Tr	0.005	Tr	0.377	Tr	Tr	0.028	Tr	0.342	0.007	Tr	Tr
盐水鸭肝	0.005	0.024	0.003	0.007	7.597	0.009	Tr	0.456	0.006	7.068	0.050	0.009	Tr
芥末鸭掌	0.003	0.020	0.003	0.008	7.103	0.011	Tr	0.687	0.009	6.058	0.140	0.184	0.014
秘制手撕鸡	0.002	0.043	0.005	0.016	6.071	0.008	Tr	0.353	0.012	5.618	0.068	0.009	0.002
凉皮	0.001	0.096	0.004	0.043	3.147	Tr	Tr	0.011	0.004	3.081	0.049	0.002	Tr
乾隆白菜	0.002	0.144	0.005	0.062	3.444	Tr	Tr	0.010	0.004	3.355	0.071	0.003	Tr
果仁菠菜	0.002	0.141	0.004	0.056	3.276	Tr	Tr	0.009	0.004	3.217	0.044	0.002	Tr
大拉皮	Tr	Tr	Tr	Tr	Tr	Tr	Tr	Tr	Tr	Tr	Tr	Tr	Tr
桂花山药	Tr	Tr	Tr	Tr	0.137	Tr	Tr	0.002	Tr	0.135	Tr	Tr	Tr
拍黄瓜	0.002	0.001	Tr	Tr	0.063	Tr	Tr	Tr	Tr	0.062	0.001	Tr	Tr
芥末墩儿	Tr	0.006	Tr	0.003	0.509	Tr	Tr	0.002	Tr	0.309	0.067	0.122	Tr
京热菜													
焖炉烤鸭	0.011	0.009	Tr	0.004	8.529	0.008	Tr	0.533	0.013	7.909	0.064	0.002	Tr

续表

食物名称	饱和脂肪酸				单不饱和脂肪酸								
	C21:0	C22:0	C23:0	C24:0	总单不饱和脂肪酸	C14:1	C15:1	C16:1	C17:1	C18:1n9c	C20:1	C22:1n9	C24:1
挂炉烤鸭	0.001	0.006	0.062	0.003	5.127	0.008	Tr	0.358	0.009	4.695	0.053	0.003	0.002
精品烤鸭（挂炉烤鸭）	0.007	0.021	0.002	0.005	8.633	0.008	Tr	0.447	0.010	8.098	0.066	0.003	Tr
干烧鸭四宝	0.008	0.041	0.004	0.015	5.176	0.007	Tr	0.238	0.012	4.860	0.053	0.003	0.003
火燎鸭心	0.005	0.047	0.005	0.020	3.798	0.004	Tr	0.110	0.006	3.641	0.035	0.003	Tr
秘制鸭舌	0.017	0.064	0.007	0.023	16.011	0.022	Tr	1.492	0.026	14.328	0.135	0.007	Tr
椒盐鸭架	0.025	0.083	0.006	0.029	12.633	0.008	Tr	0.471	0.019	12.025	0.104	0.006	Tr
京味爆三样	0.005	0.037	0.004	0.014	2.629	Tr	Tr	0.057	0.006	2.527	0.036	0.003	Tr
鱼头泡饼	0.007	0.054	0.006	0.016	3.104	0.005	Tr	0.461	0.048	2.482	0.089	0.014	0.005
带鱼卷饼	0.012	0.053	0.006	0.022	2.957	Tr	Tr	Tr	0.008	2.881	0.062	Tr	0.006
腊八蒜烧肥肠	0.007	0.018	Tr	0.007	4.173	0.002	Tr	0.141	0.024	3.928	0.079	Tr	Tr
贝勒爷烤肉	0.066	0.036	0.003	0.013	2.806	0.003	Tr	0.048	0.018	2.702	0.035	Tr	Tr
白菜烧丸子	Tr	0.025	0.002	0.008	3.569	Tr	Tr	0.132	0.011	3.366	0.059	Tr	Tr

续表

食物名称	饱和脂肪酸				单不饱和脂肪酸								
	C21:0	C22:0	C23:0	C24:0	总单不饱和脂肪酸	C14:1	C15:1	C16:1	C17:1	C18:1n9c	C20:1	C22:1n9	C24:1
肉末白菜粉条	0.004	0.012	Tr	0.005	1.513	Tr	Tr	0.049	0.007	1.436	0.022	Tr	Tr
炒合菜	Tr	0.022	0.002	0.008	1.669	Tr	Tr	0.042	0.004	1.596	0.026	Tr	Tr
鲁热菜													
酱肘子	0.022	0.024	Tr	0.011	11.197	0.002	Tr	0.507	0.043	10.406	0.238	Tr	Tr
炖吊子	0.009	0.023	0.003	0.010	6.932	0.002	Tr	0.268	0.037	6.474	0.145	Tr	0.005
熘肝尖	0.001	0.010	0.001	0.006	0.845	Tr	Tr	0.019	Tr	0.815	0.010	Tr	0.001
爆三样	0.004	0.038	0.004	0.015	7.227	0.001	Tr	0.218	0.038	6.815	0.148	0.003	0.003
糖醋里脊	0.002	0.050	0.010	0.018	3.703	Tr	Tr	0.056	0.007	3.585	0.051	0.004	Tr
滑熘鱼片	Tr	0.011	Tr	0.004	0.854	Tr	Tr	0.038	Tr	0.771	0.032	0.012	Tr
焦熘丸子	0.027	0.046	0.005	0.016	8.895	0.004	Tr	0.444	0.037	8.280	0.126	0.004	0.001
干炸丸子	0.016	0.052	0.005	0.018	8.775	0.004	Tr	0.335	Tr	8.287	0.143	0.005	Tr
烧茄子	0.003	0.050	0.006	0.018	3.585	Tr	Tr	0.041	0.008	3.476	0.054	0.004	0.002
醋熘白菜	Tr	0.010	0.001	0.003	0.526	Tr	Tr	0.003	0.001	0.504	0.017	Tr	Tr

续表

食物名称	饱和脂肪酸				单不饱和脂肪酸								
	C21:0	C22:0	C23:0	C24:0	总单不饱和脂肪酸	C14:1	C15:1	C16:1	C17:1	C18:1n9c	C20:1	C22:1n9	C24:1
西红柿炒鸡蛋	0.002	0.046	0.005	0.016	3.049	0.001	Tr	0.061	0.006	2.934	0.043	0.004	Tr
三不沾	0.008	0.028	0.003	0.010	4.107	0.008	Tr	0.307	0.007	3.751	0.032	0.001	0.001
川、贵、湘热菜													
梅菜扣肉	0.030	0.012	Tr	0.006	20.734	0.007	Tr	1.029	0.105	19.132	0.446	0.012	0.002
回锅肉	0.010	0.012	Tr	0.005	4.260	0.001	Tr	0.164	0.025	3.975	0.092	0.003	Tr
粉蒸肉	0.007	0.020	Tr	0.008	3.980	Tr	Tr	0.200	0.024	3.668	0.088	Tr	Tr
宫保鸡丁	0.008	0.187	0.005	0.072	6.964	0.005	Tr	0.195	0.011	6.670	0.078	0.006	Tr
宫保大虾球	0.005	0.040	0.003	0.015	2.637	0.004	Tr	0.012	0.004	2.572	0.042	0.003	Tr
宫保虾球	0.024	0.081	0.009	0.029	6.675	0.036	Tr	0.207	0.048	6.303	0.078	0.003	Tr
鱼香肉丝	0.001	0.030	0.004	0.011	2.731	0.012	0.001	0.068	0.006	2.592	0.050	0.001	Tr
水煮肉	Tr	0.024	0.004	0.009	2.590	Tr	Tr	0.074	0.006	2.454	0.053	0.002	Tr
水煮鱼	0.002	0.028	0.004	0.010	4.449	Tr	Tr	0.137	0.009	4.169	0.105	0.026	0.003
干烧大黄鱼	0.019	0.076	0.217	0.041	7.637	Tr	Tr	1.484	0.029	5.781	0.250	0.025	0.068

续表

食物名称	饱和脂肪酸				单不饱和脂肪酸								
	C21:0	C22:0	C23:0	C24:0	总单不饱和脂肪酸	C14:1	C15:1	C16:1	C17:1	C18:1n9c	C20:1	C22:1n9	C24:1
酸汤鱼	Tr	0.003	Tr	0.002	1.134	Tr	Tr	0.042	0.004	1.052	0.034	0.001	0.001
毛血旺	0.172	0.016	0.002	0.006	1.639	0.002	Tr	0.047	0.007	1.554	0.026	0.003	Tr
剁椒鸭肠	0.007	0.077	0.006	0.026	4.080	0.005	Tr	0.025	0.008	3.945	0.092	0.004	Tr
农家小炒肉	0.007	0.025	Tr	0.009	6.955	0.002	Tr	0.302	0.030	6.482	0.135	0.004	Tr
麻婆豆腐	Tr	0.035	0.004	0.013	2.176	Tr	Tr	0.017	0.005	2.118	0.036	Tr	Tr
干煸豆角	0.005	0.069	0.007	0.025	4.200	Tr	Tr	0.042	0.011	4.091	0.054	0.002	Tr
干锅菜花	Tr	0.022	0.002	0.008	3.773	Tr	Tr	0.093	0.012	3.579	0.084	0.004	0.001
酸辣土豆丝	Tr	0.020	0.002	0.007	1.112	Tr	Tr	0.007	0.002	1.088	0.015	Tr	Tr
苏、浙、粤热菜													
响油鳝糊	0.004	0.027	0.003	0.012	1.998	Tr	Tr	0.051	0.005	1.922	0.020	Tr	Tr
松鼠鳜鱼	0.018	0.103	0.009	0.036	5.735	Tr	Tr	0.066	0.017	5.576	0.070	0.008	Tr
红烧肉	0.018	0.026	Tr	0.010	9.703	0.003	Tr	0.466	0.035	8.988	0.200	0.008	0.002
红烧狮子头	0.005	0.019	Tr	0.007	6.744	0.002	Tr	0.298	0.022	6.285	0.132	0.004	Tr

续表

食物名称	饱和脂肪酸				单不饱和脂肪酸								
	C21:0	C22:0	C23:0	C24:0	总单不饱和脂肪酸	C14:1	C15:1	C16:1	C17:1	C18:1n9c	C20:1	C22:1n9	C24:1
蒜蓉粉丝蒸丝瓜	Tr	0.016	0.002	0.006	0.920	Tr	Tr	0.006	0.002	0.898	0.014	Tr	Tr
蒜蓉娃娃菜	0.012	0.160	0.006	0.077	5.170	0.003	Tr	0.018	0.009	5.046	0.087	0.006	Tr
蒜蓉粉丝娃娃菜	0.002	0.006	Tr	0.002	0.693	Tr	Tr	0.030	0.002	0.647	0.014	Tr	Tr
白灼芥蓝	0.002	0.029	0.011	1.113	1.652	Tr	Tr	0.003	1.574	0.069	Tr	Tr	1.652
白灼秋葵	0.003	0.012	0.001	0.005	0.657	Tr	Tr	0.006	0.002	0.630	0.020	Tr	Tr
松仁玉米	Tr	0.023	0.003	0.009	1.897	Tr	Tr	0.013	0.003	1.836	0.043	0.001	Tr
荷塘月色	0.002	0.025	0.003	0.009	1.474	Tr	Tr	0.009	0.003	1.407	0.054	Tr	Tr
清真菜													
扒牛肉条	0.024	0.006	Tr	0.002	3.196	0.058	Tr	0.249	0.046	2.820	0.023	Tr	Tr
扒羊肉条	0.102	0.010	0.002	0.004	13.247	0.053	0.005	0.631	0.890	11.606	0.062	Tr	0.001
羊肉串	0.077	0.049	0.006	0.018	8.601	0.022	Tr	0.324	0.174	8.018	0.060	0.003	Tr
葱爆羊肉	0.039	0.053	0.005	0.019	6.108	0.014	Tr	0.199	0.140	5.710	0.041	0.004	Tr

续表

食物名称	饱和脂肪酸				单不饱和脂肪酸								
	C21:0	C22:0	C23:0	C24:0	总单不饱和脂肪酸	C14:1	C15:1	C16:1	C17:1	C18:1n9c	C20:1	C22:1n9	C24:1
葱烧蹄筋	0.020	0.022	0.003	0.008	1.674	0.009	Tr	0.055	0.010	1.569	0.030	0.001	Tr
芫爆散丹	Tr	0.046	0.030	0.016	2.723	0.016	Tr	0.021	Tr	2.608	0.078	Tr	Tr
爆牛百叶	0.004	0.181	0.003	0.082	3.177	Tr	0.006	0.007	0.003	3.096	0.060	0.004	Tr
它似蜜	0.006	0.040	0.028	0.013	2.588	0.006	Tr	0.063	Tr	2.443	0.076	Tr	Tr
醋熘木须	0.015	0.079	0.007	0.027	5.125	0.005	Tr	0.115	0.019	4.937	0.048	0.002	Tr
炒松肉	0.017	0.056	0.006	0.020	4.595	0.025	Tr	0.142	0.033	4.339	0.054	0.002	Tr
麻豆腐	0.017	0.086	0.008	0.030	4.703	Tr	Tr	0.046	0.018	4.591	0.048	Tr	Tr
羊杂汤	0.037	0.029	Tr	0.013	3.205	0.006	Tr	0.099	0.079	2.998	0.021	0.002	Tr
炸豆腐汤	Tr	0.031	0.001	0.013	0.849	Tr	Tr	0.003	Tr	0.835	0.011	Tr	Tr
热销小吃													
糖火烧	0.010	0.428	Tr	0.178	9.975	Tr	Tr	0.025	Tr	9.674	0.256	0.019	Tr
糖油饼	0.042	0.118	0.010	0.043	7.091	0.006	Tr	0.072	0.030	6.759	0.224	Tr	Tr
糖耳朵	0.013	0.087	0.007	0.030	4.476	0.004	Tr	0.016	0.009	4.399	0.045	0.004	Tr

续表

食物名称	饱和脂肪酸				单不饱和脂肪酸								
	C21:0	C22:0	C23:0	C24:0	总单不饱和脂肪酸	C14:1	C15:1	C16:1	C17:1	C18:1n9c	C20:1	C22:1n9	C24:1
糖卷果	0.010	0.033	0.004	0.011	1.888	0.003	Tr	0.016	0.005	1.801	0.063	Tr	Tr
炸糕	0.004	0.026	0.002	0.009	1.327	Tr	Tr	0.006	0.003	1.295	0.023	Tr	Tr
奶油炸糕	0.028	0.128	0.012	0.044	8.377	0.006	Tr	0.163	0.021	8.099	0.080	0.005	Tr
焦圈	0.009	0.065	0.006	0.024	4.022	Tr	Tr	0.027	0.007	3.920	0.062	0.003	0.003
驴打滚	Tr	0.008	Tr	0.003	0.348	Tr	Tr	0.003	Tr	0.342	0.003	Tr	Tr
蛤蟆吐蜜	0.005	0.034	0.003	0.012	2.091	Tr	Tr	0.014	0.004	2.039	0.032	0.002	0.001
果料切糕	Tr	Tr	Tr	Tr	0.052	Tr	Tr	0.002	Tr	0.050	Tr	Tr	Tr
芸豆卷	0.002	Tr	Tr	Tr	0.638	Tr	Tr	Tr	Tr	0.634	0.003	Tr	Tr
豌豆黄	Tr	Tr	Tr	Tr	0.021	Tr	Tr	0.001	Tr	0.020	Tr	Tr	Tr
杏仁豆腐	0.001	Tr	Tr	Tr	0.048	0.001	Tr	0.003	Tr	0.044	Tr	Tr	Tr
小豆凉糕	Tr	Tr	Tr	Tr	0.012	Tr	Tr	Tr	Tr	0.012	Tr	Tr	Tr
炸灌肠	0.005	0.040	0.004	0.014	2.257	Tr	Tr	0.021	0.005	2.208	0.023	Tr	Tr
素丸子	0.019	0.108	0.010	0.037	5.496	Tr	Tr	0.026	0.012	5.395	0.060	0.002	0.002

续表

食物名称	饱和脂肪酸				单不饱和脂肪酸								
	C21:0	C22:0	C23:0	C24:0	总单不饱和脂肪酸	C14:1	C15:1	C16:1	C17:1	C18:1n9c	C20:1	C22:1n9	C24:1
豆汁	Tr	Tr	Tr	Tr	0.007	Tr	Tr	Tr	Tr	0.007	Tr	Tr	Tr
面茶	0.002	0.025	0.002	0.012	4.538	Tr	Tr	0.018	0.004	4.492	0.025	Tr	Tr
杏仁茶	Tr	Tr	Tr	Tr	0.175	Tr	Tr	0.001	Tr	0.174	Tr	Tr	Tr
茶汤	Tr	Tr	Tr	Tr	0.027	Tr	Tr	Tr	Tr	0.027	Tr	Tr	Tr
炒肝	Tr	Tr	Tr	Tr	1.325	Tr	Tr	0.052	0.009	1.240	0.024	Tr	Tr
豆腐脑	Tr	0.006	Tr	Tr	0.460	Tr	Tr	0.011	Tr	0.449	Tr	Tr	Tr

表 3-4　成品菜肴的脂肪酸含量（以每 100g 可食部计）（三） 单位：g

食物名称	多不饱和脂肪酸											反式脂肪酸		
	总多不饱和脂肪酸	C18:2n6c	C18:3n6	C18:3n3	C20:2	C20:3n6	C20:3n3	C20:4n6	C22:2	C20:5n3	C22:6n3	总反式脂肪酸	C18:1n9t	C18:2n6t
主食														
老北京炸酱面	1.071	0.957	0.003	0.108	Tr	Tr	Tr	Tr	Tr	Tr	0.003	Tr	Tr	Tr
老北京打卤面	0.924	0.843	0.007	0.064	0.011	Tr	Tr	Tr	Tr	Tr	Tr	Tr	Tr	Tr

续表

食物名称	多不饱和脂肪酸											反式脂肪酸		
	总多不饱和脂肪酸	C18:2n6c	C18:3n6	C18:3n3	C20:2	C20:3n6	C20:3n3	C20:4n6	C22:2	C20:5n3	C22:6n3	总反式脂肪酸	C18:1n9t	C18:2n6t
茄丁面	3.631	3.231	0.029	0.351	0.013	Tr	0.003	0.004	Tr	Tr	Tr	Tr	Tr	Tr
三鲜馅儿褡裢火烧（猪肉）	5.983	5.362	0.030	0.530	0.045	0.007	0.011	Tr	Tr	Tr	Tr	0.038	0.038	Tr
大葱馅儿褡裢火烧（羊肉）	5.547	4.966	0.031	0.513	0.015	0.004	Tr	Tr	Tr	Tr	0.019	0.036	0.036	Tr
韭菜鸡蛋馅饼	5.101	4.600	0.033	0.456	0.003	0.002	Tr	0.003	Tr	Tr	0.004	0.015	0.013	0.002
门钉肉饼	1.682	1.530	0.007	0.133	Tr	0.004	Tr	0.009	Tr	Tr	Tr	0.518	0.490	0.028
京东肉饼	1.160	1.087	Tr	0.073	Tr	Tr	Tr	Tr	Tr	Tr	Tr	0.015	0.015	Tr
芝麻酱糖饼	7.482	6.956	0.044	0.482	Tr	Tr	Tr	Tr	Tr	Tr	Tr	Tr	Tr	Tr
烧饼	8.816	8.130	0.059	0.627	Tr	Tr	Tr	Tr	Tr	Tr	Tr	0.007	0.007	Tr
猪肉大葱包子	2.876	2.552	0.015	0.184	0.074	0.008	0.008	0.029	0.003	Tr	0.004	0.019	0.019	Tr
素三鲜包子	3.845	3.490	0.034	0.316	Tr	Tr	Tr	0.005	Tr	Tr	Tr	0.005	0.005	Tr
雪里蕻大菜团子	1.353	1.226	0.008	0.108	0.011	Tr	Tr	Tr	Tr	Tr	Tr	Tr	Tr	Tr

续表

食物名称	多不饱和脂肪酸											反式脂肪酸		
	总多不饱和脂肪酸	C18:2n6c	C18:3n6	C18:3n3	C20:2	C20:3n6	C20:3n3	C20:4n6	C22:2	C20:5n3	C22:6n3	总反式脂肪酸	C18:1n9t	C18:2n6t
糊塌子	4.398	3.912	0.013	0.456	0.003	0.002	Tr	0.007	Tr	Tr	0.005	0.012	0.010	0.002
素炒饼	4.332	3.858	0.032	0.434	0.003	0.002	Tr	Tr	Tr	Tr	0.003	0.008	0.008	Tr
肉炒疙瘩	2.276	2.029	0.013	0.224	0.003	Tr	Tr	0.005	Tr	Tr	0.003	0.077	0.006	0.071
疙瘩汤	0.978	0.873	0.003	0.093	0.002	Tr	Tr	0.005	Tr	Tr	0.002	0.004	0.004	Tr
鲜虾馄饨	0.333	0.302	0.002	0.025	0.003	Tr	Tr	Tr	Tr	0.001	Tr	0.002	Tr	0.002
荠菜馄饨	0.537	0.483	0.004	0.039	0.009	Tr	Tr	0.004	Tr	Tr	Tr	0.005	0.002	0.003
小米粥	0.082	0.079	Tr	0.003	Tr	Tr	Tr	Tr	Tr	Tr	Tr	Tr	Tr	Tr
凉菜 / 熟食														
五香牛腱子	0.199	0.144	Tr	0.005	Tr	0.006	Tr	0.045	Tr	Tr	Tr	0.029	0.029	Tr
宫廷八宝	1.488	1.349	0.007	0.132	Tr	Tr	Tr	Tr	Tr	Tr	Tr	0.003	0.003	Tr
松仁肉肚	2.147	2.036	Tr	0.051	0.047	0.007	0.007	Tr	Tr	Tr	Tr	0.049	0.015	0.034
蒜肠	3.412	3.044	0.006	0.171	0.146	0.020	0.026	Tr	Tr	Tr	Tr	0.031	0.031	Tr
鸡泥肠	1.576	1.447	0.015	0.090	0.015	0.009	Tr	Tr	Tr	Tr	Tr	0.022	0.022	Tr

续表

食物名称	多不饱和脂肪酸											反式脂肪酸		
	总多不饱和脂肪酸	C18:2n6c	C18:3n6	C18:3n3	C20:2	C20:3n6	C20:3n3	C20:4n6	C22:2	C20:5n3	C22:6n3	总反式脂肪酸	C18:1n9t	C18:2n6t
五香猪肝	0.721	0.368	0.004	0.009	0.010	0.013	Tr	0.292	Tr	Tr	0.025	0.003	0.003	Tr
家乡肠	3.119	2.772	0.013	0.254	0.061	0.008	0.011	Tr	Tr	Tr	Tr	0.017	0.017	Tr
肉皮冻	0.083	0.079	Tr	Tr	0.004	Tr	Tr	Tr	Tr	Tr	Tr	Tr	Tr	Tr
盐水鸭肝	1.585	1.128	0.023	0.088	0.030	0.050	0.004	0.242	0.005	0.009	0.007	0.286	0.051	0.235
芥末鸭掌	4.765	4.126	0.012	0.496	0.026	0.015	0.003	0.069	0.006	0.005	0.004	0.308	0.026	0.283
秘制手撕鸡	8.328	7.382	0.094	0.767	0.023	0.017	0.002	0.041	Tr	0.003	Tr	0.019	0.018	0.002
凉皮	4.318	4.032	0.035	0.246	0.003	0.002	Tr	Tr	Tr	Tr	Tr	Tr	Tr	Tr
乾隆白菜	5.015	4.617	0.047	0.339	0.003	0.002	0.003	Tr	0.003	Tr	Tr	Tr	Tr	Tr
果仁菠菜	4.573	4.205	0.030	0.333	0.003	0.002	Tr	Tr	Tr	Tr	Tr	Tr	Tr	Tr
大拉皮	Tr	Tr	Tr	Tr	Tr	Tr	Tr	Tr	Tr	Tr	Tr	Tr	Tr	Tr
桂花山药	0.064	0.058	Tr	0.006	Tr	Tr	Tr	Tr	Tr	Tr	Tr	0.002	0.002	Tr
拍黄瓜	0.169	0.138	0.002	0.028	Tr	Tr	Tr	Tr	Tr	Tr	Tr	Tr	Tr	Tr
芥末墩儿	0.673	0.496	Tr	0.168	0.007	Tr	Tr	Tr	0.002	Tr	Tr	0.032	0.032	Tr

续表

食物名称	多不饱和脂肪酸											反式脂肪酸		
	总多不饱和脂肪酸	C18:2n6c	C18:3n6	C18:3n3	C20:2	C20:3n6	C20:3n3	C20:4n6	C22:2	C20:5n3	C22:6n3	总反式脂肪酸	C18:1n9t	C18:2n6t
京热菜														
焖炉烤鸭	6.065	5.476	0.020	0.431	0.024	0.024	Tr	0.085	0.004	Tr	Tr	0.034	0.034	Tr
挂炉烤鸭	2.676	2.474	0.020	0.127	0.017	0.023	0.002	0.005	Tr	0.007	Tr	0.026	0.026	Tr
精品烤鸭（挂炉烤鸭）	4.696	4.325	0.016	0.215	0.024	0.023	0.002	0.085	0.003	Tr	0.004	0.054	0.048	0.006
干烧鸭四宝	5.631	5.013	Tr	0.473	0.022	0.015	0.002	0.089	0.002	0.002	0.012	0.030	0.028	0.003
火燎鸭心	5.714	4.999	0.033	0.429	0.011	0.009	Tr	0.229	Tr	Tr	0.005	0.025	0.021	0.004
秘制鸭舌	12.723	11.314	0.116	1.009	0.060	0.035	0.007	0.160	0.005	0.005	0.012	0.061	0.057	0.003
椒盐鸭架	14.536	13.059	0.103	1.149	0.035	0.032	Tr	0.149	Tr	Tr	0.010	0.101	0.049	0.052
京味爆三样	4.607	4.049	0.044	0.402	0.013	0.005	Tr	0.088	Tr	Tr	0.006	0.208	0.007	0.200
鱼头泡饼	6.305	4.326	0.064	0.833	0.123	0.037	0.055	0.149	0.119	0.367	0.231	0.045	0.041	0.003
带鱼卷饼	6.842	5.825	0.063	0.643	0.012	0.004	Tr	0.028	0.010	0.064	0.192	0.011	0.009	0.002
腊八蒜烧肥肠	0.357	Tr	0.009	0.251	0.041	0.007	0.005	0.037	Tr	Tr	0.008	0.032	0.032	Tr
贝勒爷烤肉	4.398	3.908	0.041	0.434	0.005	Tr	Tr	0.007	Tr	0.003	Tr	0.203	0.197	0.006

续表

食物名称	多不饱和脂肪酸											反式脂肪酸		
	总多不饱和脂肪酸	C18:2n6c	C18:3n6	C18:3n3	C20:2	C20:3n6	C20:3n3	C20:4n6	C22:2	C20:5n3	C22:6n3	总反式脂肪酸	C18:1n9t	C18:2n6t
白菜烧丸子	3.752	3.324	0.011	0.345	0.038	0.005	0.005	0.020	Tr	Tr	0.005	0.279	0.021	0.258
肉末白菜粉条	1.757	1.562	0.014	0.159	0.013	0.002	0.002	0.005	Tr	Tr	Tr	Tr	Tr	Tr
炒合菜	2.868	2.561	0.038	0.253	0.004	0.002	Tr	0.011	Tr	Tr	Tr	0.005	0.005	Tr
鲁热菜														
酱肘子	4.988	4.475	0.017	0.231	0.155	0.024	0.025	0.062	Tr	Tr	Tr	0.047	0.047	Tr
炖吊子	3.671	3.243	0.025	0.251	0.061	0.014	0.009	0.055	0.004	0.003	0.007	0.013	0.013	Tr
熘肝尖	1.256	1.068	0.008	0.088	0.006	0.004	Tr	0.083	Tr	Tr	Tr	0.004	0.004	Tr
爆三样	5.887	5.213	0.062	0.425	0.080	0.017	0.010	0.079	Tr	Tr	Tr	0.027	0.027	Tr
糖醋里脊	6.421	5.768	0.080	0.555	0.007	0.003	0.005	0.002	Tr	Tr	Tr	0.009	0.007	0.001
滑熘鱼片	1.420	1.183	0.011	0.127	0.013	0.013	Tr	0.043	Tr	0.002	0.028	Tr	Tr	Tr
焦熘丸子	7.918	7.017	0.066	0.635	0.080	0.018	0.013	0.073	0.003	0.002	0.011	0.012	0.009	0.004
干炸丸子	8.613	7.610	0.025	0.770	0.104	0.015	0.014	0.059	0.004	0.002	0.010	0.042	0.042	Tr
烧茄子	6.108	5.410	0.070	0.602	0.011	0.007	Tr	0.007	Tr	Tr	Tr	0.009	0.007	0.001

续表

食物名称	多不饱和脂肪酸											反式脂肪酸		
	总多不饱和脂肪酸	C18:2n6c	C18:3n6	C18:3n3	C20:2	C20:3n6	C20:3n3	C20:4n6	C22:2	C20:5n3	C22:6n3	总反式脂肪酸	C18:1n9t	C18:2n6t
醋熘白菜	1.238	1.095	0.012	0.130	Tr	Tr	Tr	Tr	Tr	Tr	Tr	Tr	Tr	Tr
西红柿炒鸡蛋	5.801	5.205	0.074	0.499	0.006	0.002	Tr	0.015	Tr	Tr	Tr	0.009	0.007	0.002
三不沾	4.160	3.674	0.040	0.360	0.010	0.008	0.001	0.058	0.003	0.006	Tr	0.014	0.013	0.001
川、贵、湘热菜														
梅菜扣肉	7.808	6.989	0.030	0.291	0.286	0.045	0.035	0.121	0.006	0.005	Tr	0.104	0.103	0.002
回锅肉	2.380	2.091	0.024	0.179	0.048	0.007	0.008	0.022	Tr	Tr	Tr	0.025	0.025	Tr
粉蒸肉	3.516	3.119	0.023	0.266	0.048	0.012	0.010	0.037	Tr	Tr	Tr	0.017	0.016	0.002
宫保鸡丁	9.120	8.340	0.078	0.654	0.015	0.007	Tr	0.023	Tr	Tr	0.004	0.348	0.019	0.330
宫保大虾球	4.879	4.360	0.046	0.452	0.003	0.002	Tr	0.004	Tr	0.005	0.006	0.162	0.007	0.155
宫保虾球	9.788	8.842	0.135	0.791	0.008	0.004	Tr	0.007	Tr	0.002	Tr	0.121	0.117	0.004
鱼香肉丝	3.747	3.352	0.050	0.322	0.012	0.004	Tr	0.008	Tr	Tr	Tr	0.007	0.007	Tr
水煮肉	3.151	2.821	0.039	0.263	0.015	0.003	Tr	0.010	Tr	Tr	Tr	0.006	0.006	Tr
水煮鱼	4.178	3.566	0.035	0.347	0.056	0.068	0.006	0.034	0.011	Tr	0.047	0.018	0.016	0.002

续表

食物名称	多不饱和脂肪酸											反式脂肪酸		
	总多不饱和脂肪酸	C18:2n6c	C18:3n6	C18:3n3	C20:2	C20:3n6	C20:3n3	C20:4n6	C22:2	C20:5n3	C22:6n3	总反式脂肪酸	C18:1n9t	C18:2n6t
干烧大黄鱼	9.517	6.396	0.083	0.793	0.045	0.013	0.024	Tr	Tr	0.554	1.609	0.029	0.029	Tr
酸汤鱼	0.662	0.550	0.021	0.051	0.012	0.011	0.001	0.014	Tr	0.001	Tr	0.004	0.004	Tr
毛血旺	1.845	1.790	0.021	0.018	0.007	0.002	Tr	0.007	Tr	Tr	Tr	0.024	0.024	Tr
剁椒鸭肠	9.811	8.717	0.101	0.939	0.009	0.004	Tr	0.036	Tr	Tr	0.004	0.306	0.008	0.298
农家小炒肉	6.024	5.315	0.045	0.438	0.140	0.014	Tr	0.034	0.004	Tr	Tr	0.470	0.023	0.447
麻婆豆腐	4.503	4.026	0.045	0.425	0.004	0.002	Tr	Tr	Tr	Tr	Tr	0.004	0.004	Tr
干煸豆角	8.467	7.586	0.097	0.770	0.010	0.002	Tr	0.003	Tr	Tr	Tr	0.011	0.009	0.002
干锅菜花	3.525	3.104	0.035	0.323	0.041	0.005	0.005	0.013	Tr	Tr	Tr	0.012	0.012	Tr
酸辣土豆丝	2.465	2.211	0.029	0.222	0.002	0.002	Tr	Tr	Tr	Tr	Tr	Tr	Tr	Tr
苏、浙、粤热菜														
响油鳝糊	3.347	2.991	0.017	0.300	0.007	0.004	Tr	0.018	Tr	Tr	0.011	0.010	0.008	0.002
松鼠鳜鱼	12.973	11.497	0.132	1.242	0.026	0.010	0.003	0.024	0.007	0.006	0.026	0.033	0.014	0.018
红烧肉	5.239	4.634	0.038	0.390	0.100	0.016	0.016	0.045	Tr	Tr	Tr	0.048	0.039	0.009

续表

食物名称	多不饱和脂肪酸											反式脂肪酸		
	总多不饱和脂肪酸	C18:2n6c	C18:3n6	C18:3n3	C20:2	C20:3n6	C20:3n3	C20:4n6	C22:2	C20:5n3	C22:6n3	总反式脂肪酸	C18:1n9t	C18:2n6t
红烧狮子头	4.046	3.598	0.038	0.258	0.080	0.014	0.012	0.045	Tr	Tr	Tr	0.022	0.022	Tr
蒜蓉粉丝蒸丝瓜	1.923	1.717	0.023	0.180	0.002	0.001	Tr	Tr	Tr	Tr	Tr	Tr	Tr	Tr
蒜蓉娃娃菜	8.255	7.444	0.087	0.712	0.005	0.004	Tr	0.002	Tr	Tr	0.002	0.019	0.016	0.003
蒜蓉粉丝娃娃菜	0.782	0.683	0.009	0.080	0.004	0.002	Tr	0.005	Tr	Tr	Tr	0.003	0.003	Tr
白灼芥蓝	3.742	0.065	0.326	0.002	Tr	Tr	0.003	Tr	Tr	Tr	Tr	0.005	0.003	0.002
白灼秋葵	1.650	1.457	0.022	0.169	0.001	Tr	Tr	Tr	Tr	Tr	Tr	Tr	Tr	Tr
松仁玉米	3.513	3.236	0.035	0.231	0.011	Tr	Tr	Tr	Tr	Tr	Tr	0.060	0.003	0.058
荷塘月色	3.307	2.963	0.055	0.284	0.002	0.003	Tr	Tr	Tr	Tr	Tr	Tr	Tr	Tr
清真菜														
扒牛肉条	0.986	0.879	0.007	0.072	0.004	0.006	Tr	0.016	Tr	0.004	Tr	0.258	0.258	Tr
扒羊肉条	2.334	2.109	0.023	0.150	0.009	0.008	0.002	0.031	0.002	Tr	Tr	2.521	2.477	0.044
羊肉串	6.796	6.087	0.092	0.549	0.012	0.007	Tr	0.046	Tr	0.002	Tr	0.940	0.928	0.012

续表

食物名称	多不饱和脂肪酸											反式脂肪酸		
	总多不饱和脂肪酸	C18:2n6c	C18:3n6	C18:3n3	C20:2	C20:3n6	C20:3n3	C20:4n6	C22:2	C20:5n3	C22:6n3	总反式脂肪酸	C18:1n9t	C18:2n6t
葱爆羊肉	6.337	5.632	0.022	0.640	0.009	0.002	0.001	0.020	Tr	0.002	0.009	0.573	0.569	0.004
葱烧蹄筋	2.568	2.290	0.029	0.242	0.002	0.001	Tr	0.002	0.002	Tr	Tr	0.027	0.023	0.005
芫爆散丹	5.849	5.224	0.052	0.574	Tr	Tr	Tr	Tr	Tr	Tr	Tr	Tr	Tr	Tr
爆牛百叶	0.192	Tr	0.016	0.169	0.002	Tr	Tr	0.005	Tr	Tr	Tr	0.005	0.005	Tr
它似蜜	5.103	4.527	0.053	0.517	0.005	Tr	Tr	Tr	Tr	Tr	Tr	0.059	0.059	Tr
醋熘木须	9.226	8.209	0.027	0.932	0.011	0.003	Tr	0.027	Tr	0.002	0.016	0.051	0.049	0.002
炒松肉	6.738	6.087	0.093	0.544	0.005	0.002	Tr	0.005	Tr	0.002	Tr	0.084	0.081	0.003
麻豆腐	9.954	8.847	0.027	1.049	0.010	Tr	Tr	0.003	Tr	0.002	0.015	0.039	0.036	0.003
羊杂汤	0.830	0.747	0.006	0.046	0.003	0.002	Tr	0.026	Tr	Tr	Tr	0.671	0.651	0.020
炸豆腐汤	1.744	1.541	0.008	0.195	Tr	Tr	Tr	Tr	Tr	Tr	Tr	Tr	Tr	Tr
热销小吃														
糖火烧	16.182	14.902	0.102	1.139	0.011	0.008	Tr	0.020	Tr	Tr	Tr	Tr	Tr	Tr
糖油饼	12.208	0.249	0.678	0.008	0.009	0.008	Tr	Tr	Tr	Tr	0.007	0.188	0.146	0.042

续表

食物名称	多不饱和脂肪酸											反式脂肪酸		
	总多不饱和脂肪酸	C18:2n6c	C18:3n6	C18:3n3	C20:2	C20:3n6	C20:3n3	C20:4n6	C22:2	C20:5n3	C22:6n3	总反式脂肪酸	C18:1n9t	C18:2n6t
糖耳朵	10.018	8.948	0.040	1.004	0.006	0.002	Tr	Tr	Tr	Tr	0.018	0.026	0.020	0.006
糖卷果	4.544	4.031	0.047	0.463	0.003	Tr	Tr	Tr	Tr	Tr	Tr	0.015	0.013	0.002
炸糕	0.314	Tr	0.027	0.284	Tr	Tr	Tr	Tr	Tr	Tr	0.003	0.011	0.009	0.002
奶油炸糕	14.481	12.983	0.133	1.287	0.012	0.003	Tr	0.034	0.003	0.006	0.019	0.064	0.057	0.007
焦圈	8.090	7.292	0.070	0.708	0.004	0.003	Tr	Tr	Tr	0.002	0.010	0.023	0.020	0.003
驴打滚	0.960	0.818	Tr	0.142	Tr	Tr	Tr	Tr	Tr	Tr	Tr	Tr	Tr	Tr
蛤蟆吐蜜	4.207	3.792	0.037	0.368	0.002	0.002	Tr	Tr	Tr	0.001	0.005	0.012	0.010	0.002
果料切糕	0.081	0.071	Tr	0.010	Tr	Tr	Tr	Tr	Tr	Tr	Tr	0.006	0.004	0.002
芸豆卷	0.774	0.711	Tr	0.063	Tr	Tr	Tr	Tr	Tr	Tr	Tr	Tr	Tr	Tr
豌豆黄	0.049	0.043	Tr	0.006	Tr	Tr	Tr	Tr	Tr	Tr	Tr	0.003	0.003	Tr
杏仁豆腐	0.012	0.011	Tr	0.001	Tr	Tr	Tr	Tr	Tr	Tr	Tr	0.005	0.005	Tr
小豆凉糕	0.101	0.073	Tr	0.028	Tr	Tr	Tr	Tr	Tr	Tr	Tr	Tr	Tr	Tr
炸灌肠	4.823	4.284	0.013	0.514	0.007	Tr	Tr	Tr	Tr	Tr	0.005	0.008	0.008	Tr

续表

食物名称	多不饱和脂肪酸											反式脂肪酸		
	总多不饱和脂肪酸	C18:2n6c	C18:3n6	C18:3n3	C20:2	C20:3n6	C20:3n3	C20:4n6	C22:2	C20:5n3	C22:6n3	总反式脂肪酸	C18:1n9t	C18:2n6t
素丸子	12.140	10.869	0.113	1.118	0.007	0.006	Tr	Tr	0.004	0.011	0.012	0.023	0.018	0.005
豆汁	0.030	0.022	Tr	0.008	Tr	Tr	Tr	Tr	Tr	Tr	Tr	Tr	Tr	Tr
面茶	5.467	5.342	0.008	0.115	0.003	Tr	Tr	Tr	Tr	Tr	Tr	0.009	0.009	Tr
杏仁茶	0.098	0.096	Tr	0.002	Tr	Tr	Tr	Tr	Tr	Tr	Tr	Tr	Tr	Tr
茶汤	0.043	0.041	Tr	0.001	Tr	Tr	Tr	Tr	Tr	Tr	Tr	Tr	Tr	Tr
炒肝	0.460	0.385	Tr	0.019	0.016	0.003	Tr	0.034	Tr	Tr	0.003	0.005	0.005	Tr
豆腐脑	0.839	0.005	0.007	0.095	Tr	Tr	Tr	Tr	Tr	Tr	Tr	0.028	0.028	Tr

第五节　成品菜肴的嘌呤含量

表 3-5　成品菜肴的嘌呤含量（以每 100g 可食部计）　单位：mg

食物名称	嘌呤总量	黄嘌呤	次黄嘌呤	鸟嘌呤	腺嘌呤
主食					
老北京炸酱面	7.29	0.62	2.41	2.47	1.79
老北京打卤面	7.69	0.57	3.29	2.27	1.56
茄丁面	9.61	0.25	0.96	4.44	3.96
三鲜馅儿褡裢火烧（猪肉）	35.61	0.82	16.44	11.28	7.07
大葱馅儿褡裢火烧（羊肉）	47.60	0.98	23.18	12.90	10.54
韭菜鸡蛋馅饼	12.20	0.32	0.33	6.97	4.58
门钉肉饼	30.63	5.51	14.36	5.84	4.92
京东肉饼	41.79	4.74	16.20	11.82	9.03

续表

食物名称	嘌呤总量	黄嘌呤	次黄嘌呤	鸟嘌呤	腺嘌呤
芝麻酱糖饼	13.56	0.14	0.94	7.04	5.44
烧饼	20.71	0.59	1.02	10.48	8.62
猪肉大葱包子	30.24	1.16	8.89	10.96	9.23
素三鲜包子	18.08	1.04	1.26	8.76	7.02
雪里蕻大菜团子	17.56	1.25	5.06	5.88	5.37
糊塌子	10.27	0.86	0.35	5.37	3.69
素炒饼	11.70	Tr	0.19	7.08	4.43
肉炒疙瘩	18.41	0.39	5.13	7.70	5.19
疙瘩汤	5.84	0.31	0.62	3.00	1.91
鲜虾馄饨	6.21	1.03	1.87	1.81	1.50
荠菜馄饨	5.79	0.62	1.52	2.12	1.53
小米粥	Tr	Tr	Tr	Tr	Tr
凉菜 / 熟食					
五香牛腱子	67.87	2.87	19.98	24.80	20.22
宫廷八宝	27.24	0.62	1.61	14.92	10.09

续表

食物名称	嘌呤总量	黄嘌呤	次黄嘌呤	鸟嘌呤	腺嘌呤
松仁肉肚	58.58	0.45	33.58	13.75	10.80
蒜肠	43.75	1.08	26.31	9.05	7.31
鸡泥肠	65.37	0.49	41.09	13.76	10.03
五香猪肝	237.33	30.22	15.03	116.93	75.15
家乡肠	14.43	0.19	0.85	6.79	6.60
肉皮冻	11.12	Tr	0.28	5.97	4.87
盐水鸭肝	207.83	17.00	3.66	117.71	69.46
芥末鸭掌	30.69	3.84	11.79	12.92	2.14
秘制手撕鸡	76.39	4.41	45.09	16.60	10.29
凉皮	8.06	Tr	0.76	3.95	3.35
乾隆白菜	12.60	Tr	1.23	7.08	4.29
果仁菠菜	31.43	Tr	2.07	16.90	12.46
大拉皮	2.53	Tr	0.15	1.13	1.25
桂花山药	4.10	Tr	Tr	2.16	1.94
拍黄瓜	7.79	0.15	0.94	3.38	3.32

续表

食物名称	嘌呤总量	黄嘌呤	次黄嘌呤	鸟嘌呤	腺嘌呤
芥末墩儿	29.76	0.43	4.12	15.15	10.06
京热菜					
焖炉烤鸭	87.61	7.13	35.77	25.79	18.92
挂炉烤鸭	84.55	12.12	31.84	23.16	17.43
精品烤鸭（挂炉烤鸭）	72.10	7.80	34.30	19.42	10.58
干烧鸭四宝	135.25	7.85	32.05	56.64	38.71
火燎鸭心	127.96	5.62	63.00	38.68	20.66
秘制鸭舌	56.57	3.05	4.31	28.85	20.36
椒盐鸭架	157.24	28.72	55.97	41.43	31.12
京味爆三样	97.74	14.50	29.55	31.86	21.83
鱼头泡饼	68.71	2.30	30.45	28.55	7.41
带鱼卷饼	42.90	0.71	15.37	20.31	6.51
腊八蒜烧肥肠	26.11	0.33	5.34	13.87	6.57
贝勒爷烤肉	54.89	0.97	41.11	9.67	3.14

续表

食物名称	嘌呤总量	黄嘌呤	次黄嘌呤	鸟嘌呤	腺嘌呤
白菜烧丸子	39.09	0.76	22.23	8.41	7.69
肉末白菜粉条	13.15	0.33	3.04	5.81	3.97
炒合菜	23.32	0.55	6.53	9.42	6.82
鲁热菜					
酱肘子	60.27	1.05	30.20	17.19	11.83
炖吊子	85.74	0.75	8.62	40.90	35.47
熘肝尖	117.18	10.01	17.12	56.92	33.13
爆三样	116.37	Tr	15.32	53.81	47.24
糖醋里脊	59.32	0.61	37.85	10.13	10.73
滑熘鱼片	62.79	Tr	37.28	15.88	9.63
焦熘丸子	65.78	0.49	41.45	12.22	11.62
干炸丸子	94.71	3.28	72.16	12.18	7.09
烧茄子	12.52	Tr	2.74	4.81	4.97
醋熘白菜	9.67	Tr	0.49	5.21	3.97
西红柿炒鸡蛋	3.02	Tr	0.53	1.03	1.46

续表

食物名称	嘌呤总量	黄嘌呤	次黄嘌呤	鸟嘌呤	腺嘌呤
三不沾	1.43	Tr	0.24	0.52	0.67
川、贵、湘热菜					
梅菜扣肉	42.21	0.23	24.27	9.31	8.40
回锅肉	22.47	0.37	8.44	6.71	6.95
粉蒸肉	31.08	0.75	10.92	10.46	8.95
宫保鸡丁	52.84	1.20	24.21	16.09	11.34
宫保大虾球	18.76	0.36	6.38	5.83	6.19
宫保虾球	52.60	0.42	34.20	10.52	7.46
鱼香肉丝	23.60	Tr	10.38	9.38	3.84
水煮肉	20.78	Tr	7.14	9.13	4.51
水煮鱼	109.20	Tr	41.68	49.64	17.88
干烧大黄鱼	133.18	0.91	72.99	51.71	7.57
酸汤鱼	21.86	0.54	12.79	5.33	3.20
毛血旺	47.42	0.41	6.43	20.64	19.94
剁椒鸭肠	29.70	0.90	3.01	16.48	9.31

续表

食物名称	嘌呤总量	黄嘌呤	次黄嘌呤	鸟嘌呤	腺嘌呤
农家小炒肉	63.16	Tr	41.21	12.82	9.13
麻婆豆腐	25.81	Tr	1.27	14.34	10.20
干煸豆角	47.02	4.63	1.92	20.85	19.62
干锅菜花	22.00	Tr	1.84	10.63	9.53
酸辣土豆丝	10.04	Tr	2.06	4.47	3.51
苏、浙、粤热菜					
响油鳝糊	34.62	0.86	15.77	9.36	8.63
松鼠鳜鱼	53.94	0.19	17.89	28.67	7.19
红烧肉	33.28	Tr	15.51	9.04	8.73
红烧狮子头	36.54	0.18	21.52	7.22	7.62
蒜蓉粉丝蒸丝瓜	15.96	Tr	1.18	8.20	6.58
蒜蓉娃娃菜	16.31	Tr	3.28	8.54	4.49
蒜蓉粉丝娃娃菜	23.27	Tr	5.06	10.43	7.78
白灼芥蓝	19.95	0.49	0.80	9.84	8.82
白灼秋葵	24.87	0.62	3.84	11.24	9.17

续表

食物名称	嘌呤总量	黄嘌呤	次黄嘌呤	鸟嘌呤	腺嘌呤
松仁玉米	11.20	Tr	0.49	4.37	6.34
荷塘月色	17.54	Tr	0.43	8.90	8.21
清真菜					
扒牛肉条	52.47	5.59	24.03	12.84	10.01
扒羊肉条	41.38	0.80	26.01	9.29	5.28
羊肉串	113.93	3.50	53.06	30.76	26.61
葱爆羊肉	37.10	0.88	17.80	11.06	7.36
葱烧蹄筋	15.56	0.61	5.72	5.21	4.02
芫爆散丹	34.58	0.26	2.13	16.27	15.92
爆牛百叶	10.18	Tr	0.45	5.69	4.04
它似蜜	38.59	2.28	23.84	6.78	5.69
醋熘木须	20.81	1.98	9.43	5.17	4.23
炒松肉	29.97	3.58	11.22	8.37	6.80
麻豆腐	15.38	Tr	1.75	8.71	4.92
羊杂汤	22.87	2.00	3.12	9.55	8.20

续表

食物名称	嘌呤总量	黄嘌呤	次黄嘌呤	鸟嘌呤	腺嘌呤
炸豆腐汤	18.89	1.11	1.26	9.75	6.77
热销小吃					
糖火烧	22.21	0.26	0.46	11.21	10.28
糖油饼	17.18	1.01	1.29	9.28	5.60
糖耳朵	5.09	Tr	0.21	3.02	1.86
糖卷果	8.48	Tr	0.31	4.15	4.02
炸糕	24.45	0.18	0.40	14.25	9.62
奶油炸糕	11.56	1.17	1.14	5.25	4.00
焦圈	11.90	2.52	2.01	4.00	3.37
驴打滚	20.18	Tr	0.11	12.40	7.67
蛤蟆吐蜜	20.55	0.56	1.11	11.53	7.35
果料切糕	17.79	0.23	0.32	11.14	6.10
芸豆卷	26.98	Tr	1.11	15.16	10.71
豌豆黄	24.30	1.65	2.87	15.22	4.56
杏仁豆腐	Tr	Tr	Tr	Tr	Tr

续表

食物名称	嘌呤总量	黄嘌呤	次黄嘌呤	鸟嘌呤	腺嘌呤
小豆凉糕	25.42	Tr	0.82	13.06	11.54
炸灌肠	1.55	Tr	0.30	0.62	0.63
素丸子	12.40	Tr	Tr	7.15	5.25
豆汁	9.61	Tr	0.34	5.60	3.67
面茶	10.86	1.87	0.70	4.84	3.45
杏仁茶	0.30	Tr	Tr	0.30	Tr
茶汤	0.89	Tr	Tr	0.89	Tr
炒肝	16.41	1.94	2.49	7.45	4.53
豆腐脑	12.53	0.62	2.37	5.78	3.76

第六节　部分成品菜肴的氨基酸含量

表 3-6　部分成品菜肴的氨基酸含量（以每 100g 可食部计）（一）　　单位：mg

食物名称	苏氨酸 Thr	赖氨酸 Lys	蛋氨酸 Met	缬氨酸 Val	异亮氨酸 Ile	亮氨酸 Leu	苯丙氨酸 Phe	组氨酸 His	丝氨酸 Ser
老北京打卤面	120	76	56	111	93	166	110	49	112
茄丁面	87	43	24	55	45	80	53	25	51
三鲜馅儿褡裢火烧（猪肉）	361	322	119	292	254	447	281	159	276
大葱馅儿褡裢火烧（羊肉）	498	447	161	377	334	574	349	211	349
京东肉饼	699	684	140	586	479	771	515	24	514
芝麻酱糖饼	194	103	63	174	151	278	206	96	198
烧饼	258	135	82	244	211	384	282	126	268
雪里蕻大菜团子	234	145	81	176	152	305	173	102	166
五香牛腱子	1985	2038	634	1364	1294	2117	1150	709	1083

续表

食物名称	苏氨酸 Thr	赖氨酸 Lys	蛋氨酸 Met	缬氨酸 Val	异亮氨酸 Ile	亮氨酸 Leu	苯丙氨酸 Phe	组氨酸 His	丝氨酸 Ser
宫廷八宝	380	329	94	359	330	564	400	183	382
松仁肉肚	886	977	287	600	546	912	465	402	473
蒜肠	555	612	156	354	320	548	291	228	280
鸡泥肠	771	799	211	485	448	734	382	299	380
五香猪肝	1881	1974	558	1610	1250	2393	1464	619	1202
家乡肠	165	188	73	111	98	169	90	52	85
肉皮冻	1282	464	116	286	165	341	235	100	389
焖炉烤鸭	809	903	291	556	502	849	482	271	451
干烧鸭四宝	1265	1497	287	1236	1059	1830	1361	668	1294
鱼头泡饼	733	797	259	502	455	770	438	10	408
带鱼卷饼	498	495	187	366	333	573	341	171	326
肉末白菜粉条	47	37	12	33	24	42	26	18	29
酱肘子	915	784	235	542	456	814	460	277	465
炖吊子	710	547	141	449	304	619	347	189	372
熘肝尖	589	558	168	353	310	534	295	230	286

续表

食物名称	苏氨酸 Thr	赖氨酸 Lys	蛋氨酸 Met	缬氨酸 Val	异亮氨酸 Ile	亮氨酸 Leu	苯丙氨酸 Phe	组氨酸 His	丝氨酸 Ser
滑熘鱼片	250	131	86	237	204	373	278	128	260
焦熘丸子	886	822	251	532	467	804	445	11	430
醋熘白菜	18	17	5	14	10	19	11	9	12
三不沾	45	76	31	76	63	112	75	39	71
粉蒸肉	416	217	85	243	189	351	226	10	226
干烧大黄鱼	1011	1182	353	680	615	1020	555	296	518
响油鳝糊	709	375	144	411	319	594	383	214	385
扒牛肉条	1194	1336	352	784	741	1227	633	428	610
扒羊肉条	391	496	103	292	240	412	240	178	264
葱烧蹄筋	1109	416	118	328	226	441	275	125	365
芫爆散丹	736	534	170	452	358	599	346	150	376
它似蜜	606	727	201	418	406	668	350	220	321
糖火烧	304	157	90	277	233	430	327	123	309
糖卷果	66	65	16	45	37	59	37	27	40
芸豆卷	265	307	63	257	222	385	288	143	272

续表

食物名称	苏氨酸 Thr	赖氨酸 Lys	蛋氨酸 Met	缬氨酸 Val	异亮氨酸 Ile	亮氨酸 Leu	苯丙氨酸 Phe	组氨酸 His	丝氨酸 Ser
小豆凉糕	213	288	51	201	168	305	226	111	194

表 3-6　部分成品菜肴的氨基酸含量（以每 100g 可食部计）（二）　　**单位：mg**

食物名称	精氨酸 Arg	甘氨酸 Gly	天冬酰胺 Asp	谷氨酸 Glu	丙氨酸 Ala	脯氨酸 Pro	酪氨酸 Tyr	胱氨酸 Cys
老北京打卤面	160	71	631	88	160	1065	79	38
茄丁面	77	41	291	43	74	1361	44	15
三鲜馅儿褡裢火烧（猪肉）	495	236	1671	276	389	1627	201	102
大葱馅儿褡裢火烧（羊肉）	642	315	2022	351	455	1535	255	101
京东肉饼	1268	561	1544	554	351	1377	324	129
芝麻酱糖饼	347	198	1002	143	256	803	121	51
烧饼	477	204	1492	199	382	1875	188	88
雪里蕻大菜团子	273	133	906	156	248	1958	135	52
五香牛腱子	2900	1278	3499	1528	1021	631	936	261
宫廷八宝	591	362	1971	324	472	1100	285	185

续表

食物名称	精氨酸 Arg	甘氨酸 Gly	天冬酰胺 Asp	谷氨酸 Glu	丙氨酸 Ala	脯氨酸 Pro	酪氨酸 Tyr	胱氨酸 Cys
松仁肉肚	1132	615	1637	648	397	604	393	109
蒜肠	728	370	1104	384	260	1145	230	68
鸡泥肠	1029	500	1312	513	344	1576	307	82
五香猪肝	2533	1375	2873	1474	970	748	1035	372
家乡肠	226	111	345	116	81	1292	71	13
肉皮冻	3445	395	1115	270	1235	1016	99	3
焖炉烤鸭	1039	587	1751	579	422	621	365	102
干烧鸭四宝	1825	1413	3143	1157	708	2459	703	177
鱼头泡饼	942	528	1586	525	382	524	333	84
带鱼卷饼	645	333	1671	355	420	1490	252	87
肉末白菜粉条	62	38	393	29	19	925	20	11
酱肘子	1524	534	1885	546	625	1375	341	104
炖吊子	1245	396	1505	408	430	1466	260	130
熘肝尖	860	361	1241	370	308	619	214	62
滑熘鱼片	463	200	1440	195	371	1759	185	84

续表

食物名称	精氨酸 Arg	甘氨酸 Gly	天冬酰胺 Asp	谷氨酸 Glu	丙氨酸 Ala	脯氨酸 Pro	酪氨酸 Tyr	胱氨酸 Cys
焦熘丸子	1296	541	1869	558	465	839	327	82
醋熘白菜	22	16	95	13	8	611	3	2
三不沾	108	57	406	61	103	1290	55	20
粉蒸肉	735	217	979	208	356	325	125	42
干烧大黄鱼	1171	744	1900	729	387	1806	451	113
响油鳝糊	1250	367	1659	353	604	769	208	74
扒牛肉条	1503	810	2205	855	554	2329	517	143
扒羊肉条	493	340	2116	287	182	3096	88	53
葱烧蹄筋	2625	402	1533	308	918	1596	150	39
芫爆散丹	1276	409	1048	433	459	1130	292	100
它似蜜	663	432	1334	464	243	2149	291	73
糖火烧	605	288	1548	221	383	1043	221	90
糖卷果	87	53	555	41	27	774	29	16
芸豆卷	385	294	662	244	148	175	148	38
小豆凉糕	295	239	565	166	126	1056	112	25

4

第四章 成品菜肴展示图

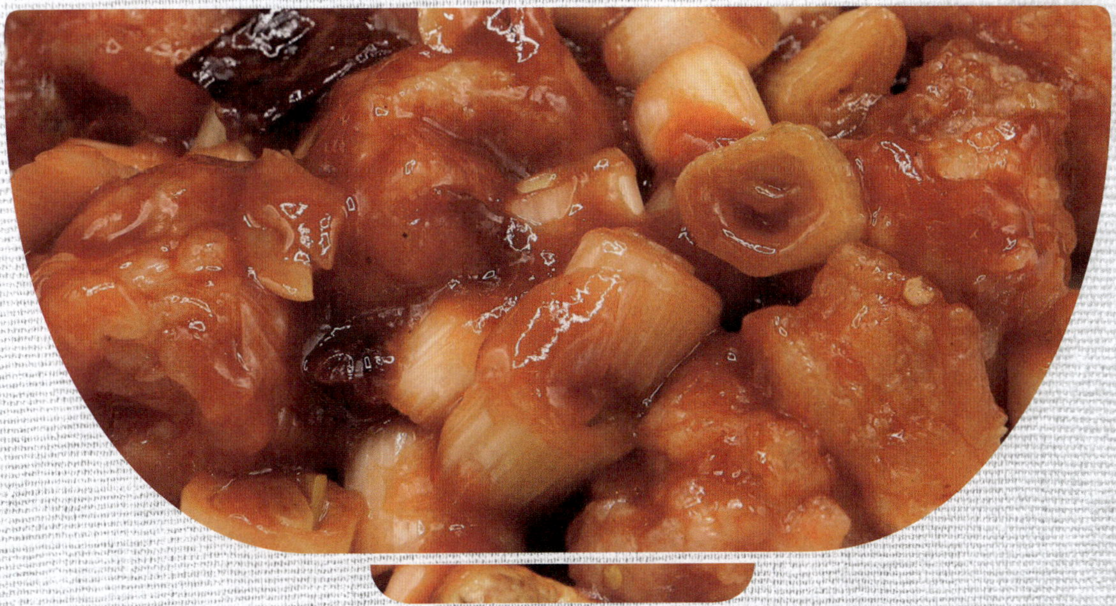

主 食

食物名称：老北京炸酱面

重　　量：450 g

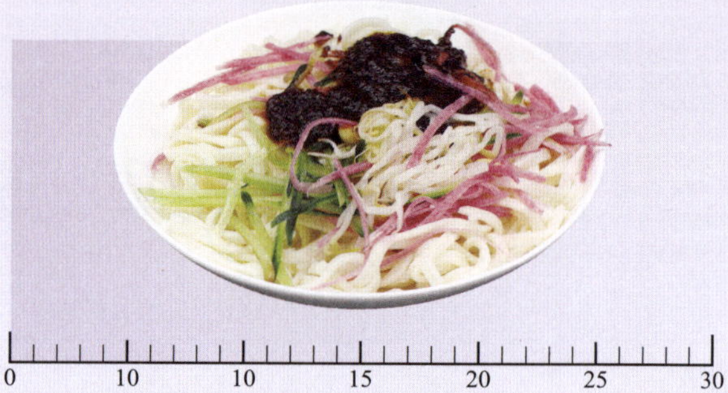

食物名称：老北京打卤面

重　　量：463 g

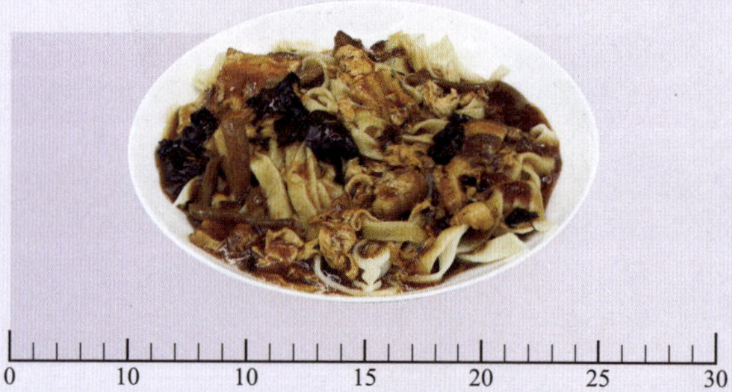

食物名称：茄丁面

重　　量：280 g

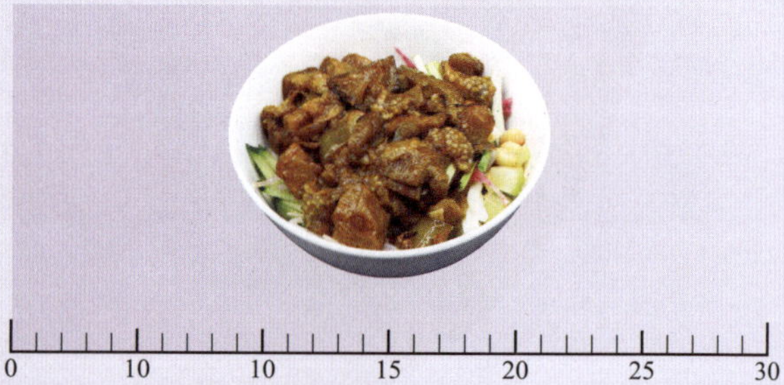

食物名称：三鲜馅儿褡裢火烧（猪肉）

重　　量：329 g

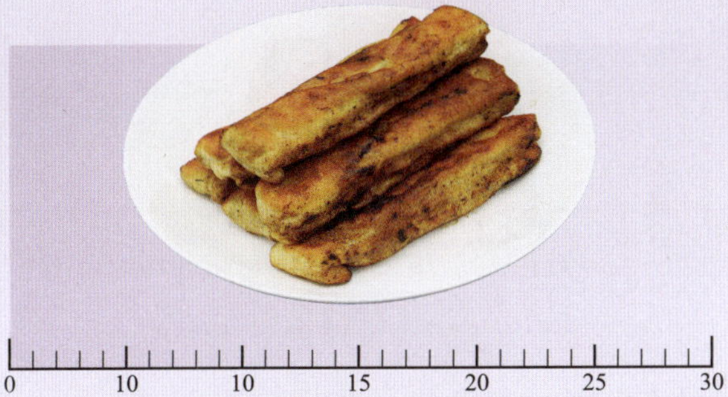

食物名称：大葱馅儿褡裢火烧（羊肉）

重　　量：338 g

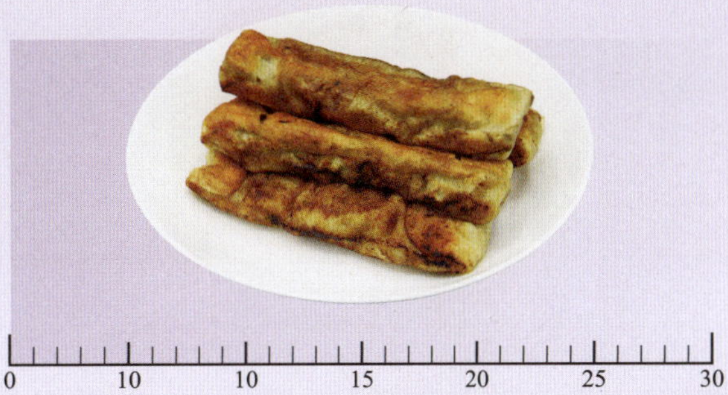

食物名称：韭菜鸡蛋馅饼

重　　量：118 g

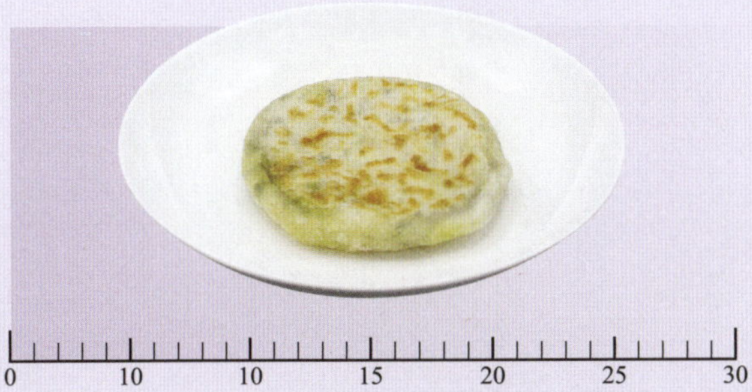

食物名称：门钉肉饼

重　　量：278 g

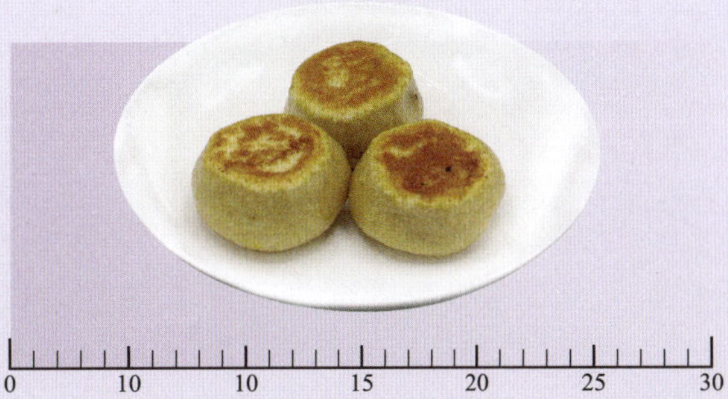

食物名称：京东肉饼

重　　量：279 g

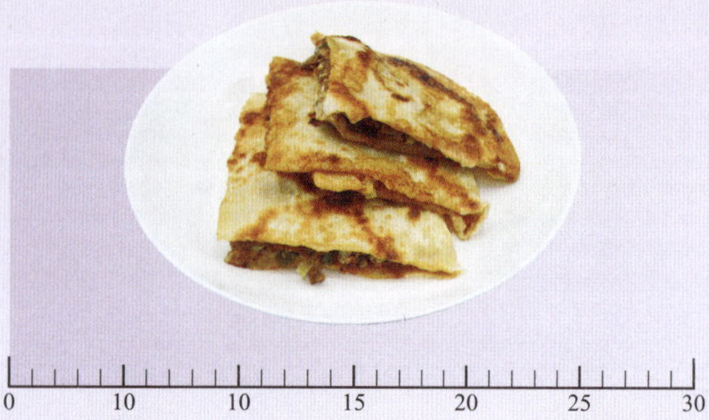

食物名称：芝麻酱糖饼

重　　量：343 g

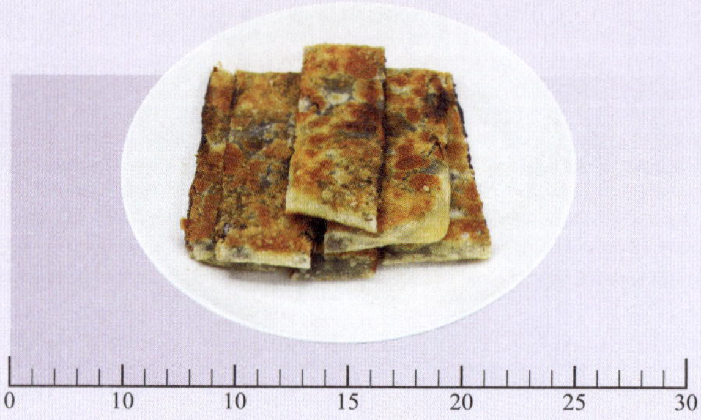

食物名称：烧饼

重　　量：79 g

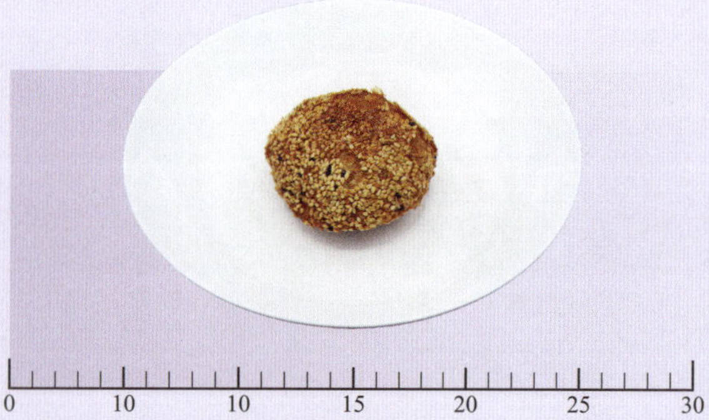

食物名称：猪肉大葱包子

重　　量：245 g

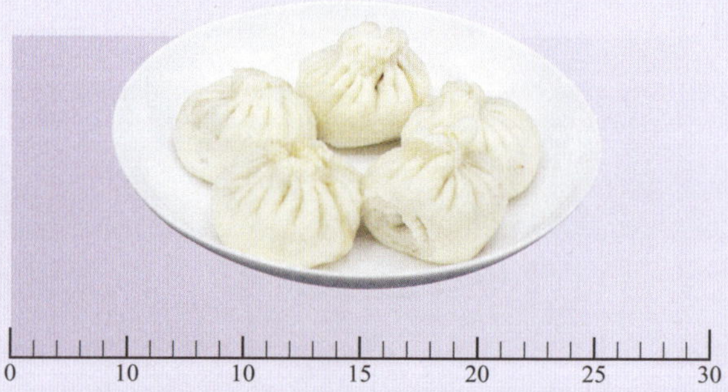

食物名称：素三鲜包子

重　　量：228 g

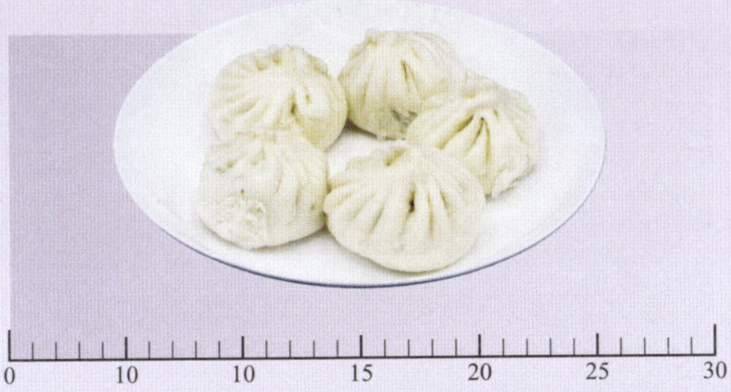

食物名称：雪里蕻大菜团子

重　　量：211 g

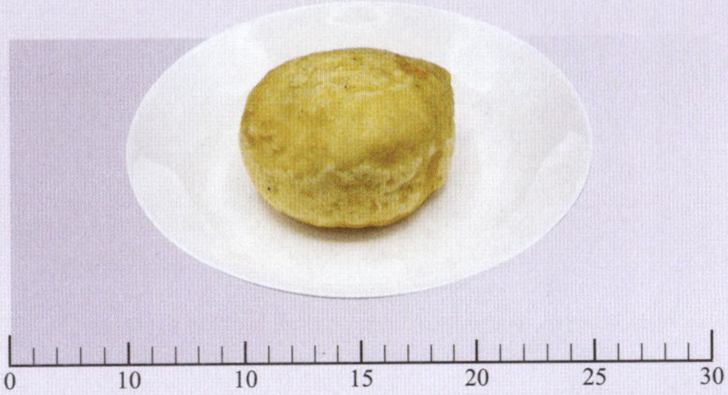

食物名称：糊塌子

重　　量：80 g

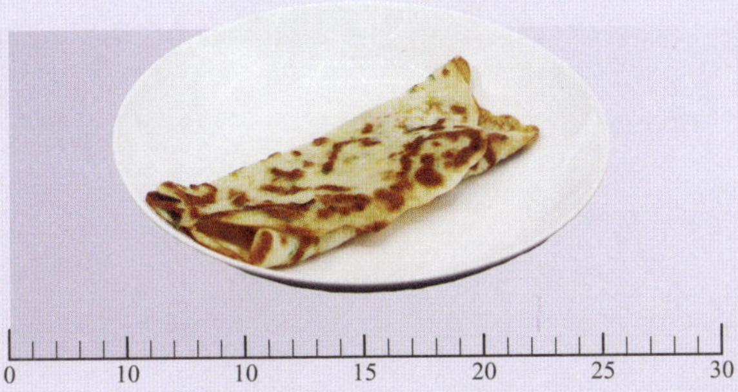

食物名称：素炒饼

重　　量：240 g

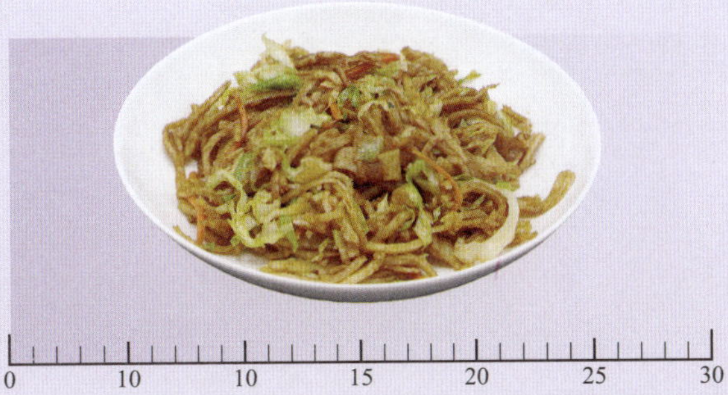

食物名称：肉炒疙瘩

重　　量：328 g

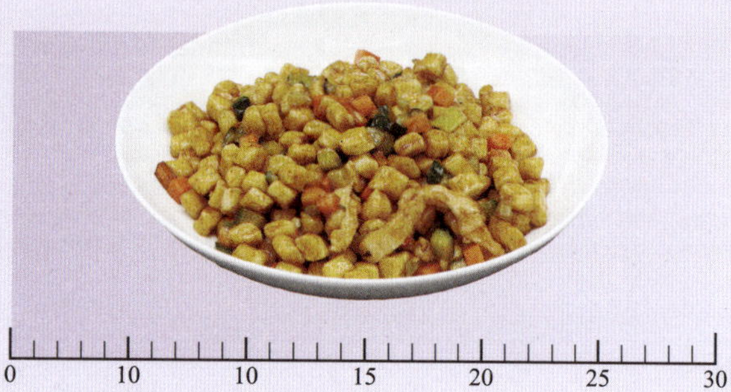

食物名称：疙瘩汤

重　　量：281 g

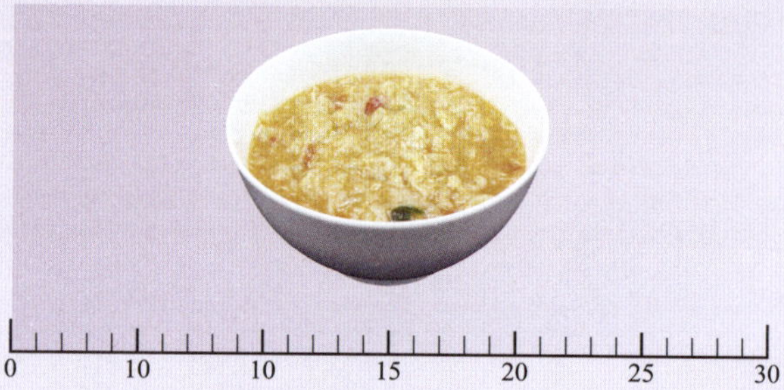

食物名称：鲜虾馄饨

重　　量：272 g

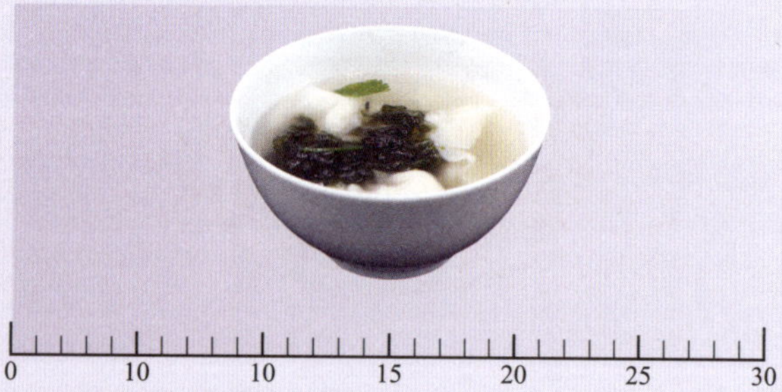

食物名称：荠菜馄饨

重　　量：299 g

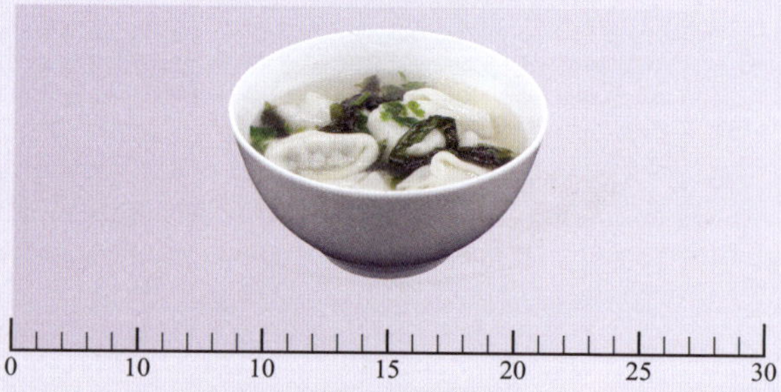

食物名称：小米粥

重　　量：347 g

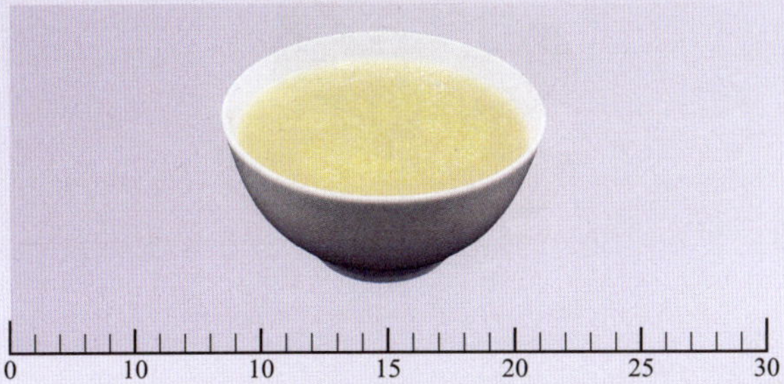

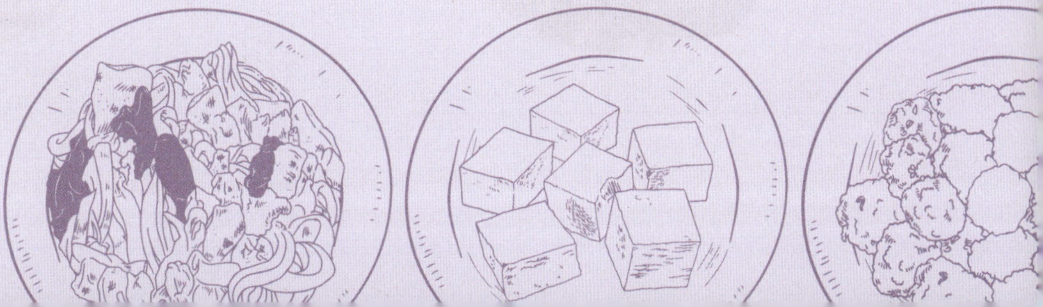

凉菜 / 熟食

食物名称：五香牛腱子

重　　量：392 g

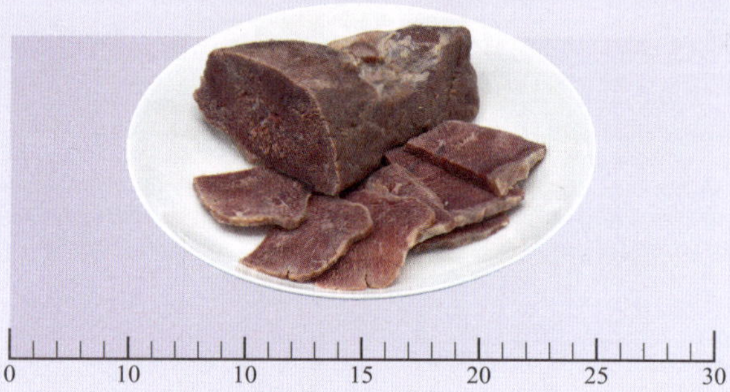

食物名称：宫廷八宝

重　　量：344 g

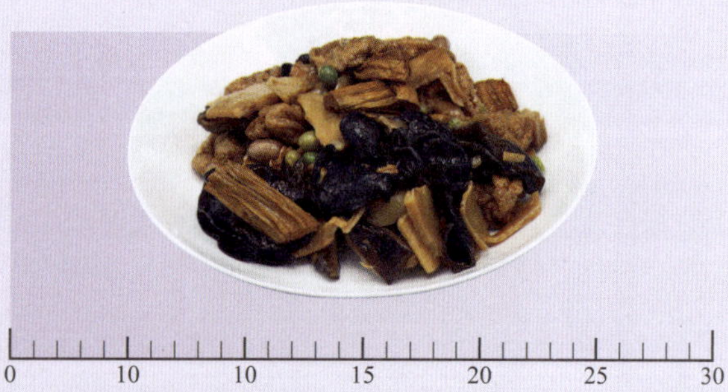

食物名称：松仁肉肚

重　　量：368 g

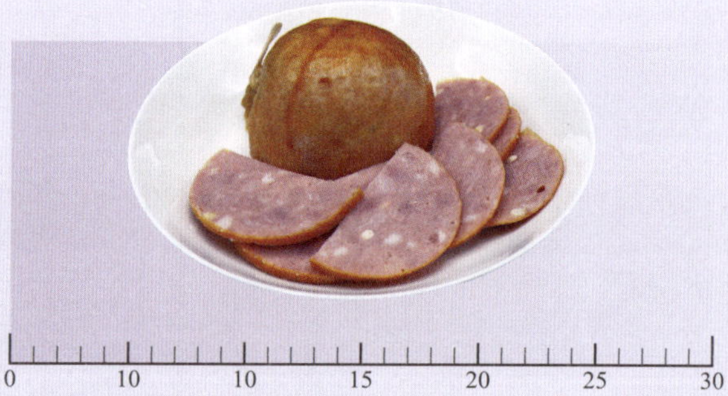

食物名称：蒜肠

重　　量：225 g

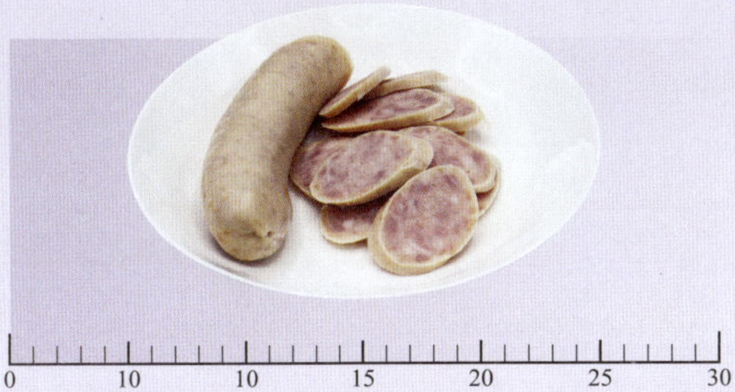

食物名称：鸡泥肠

重　　量：228 g

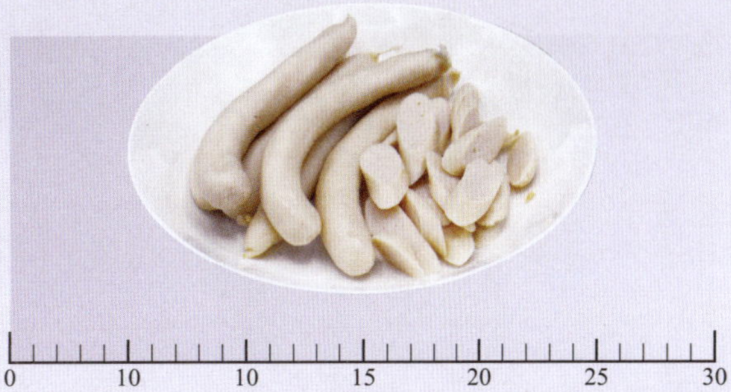

食物名称：五香猪肝

重　　量：300 g

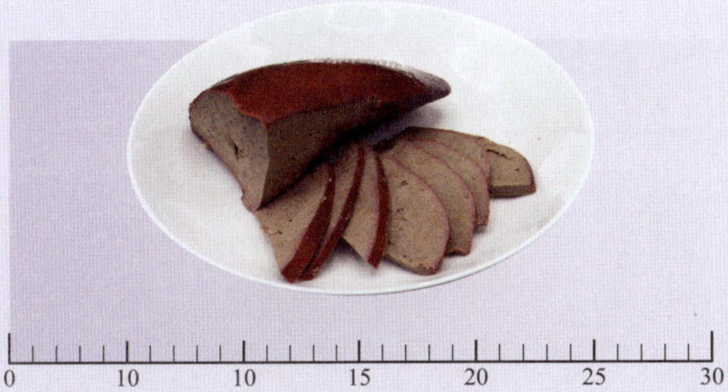

食物名称：家乡肠

重　　量：223 g

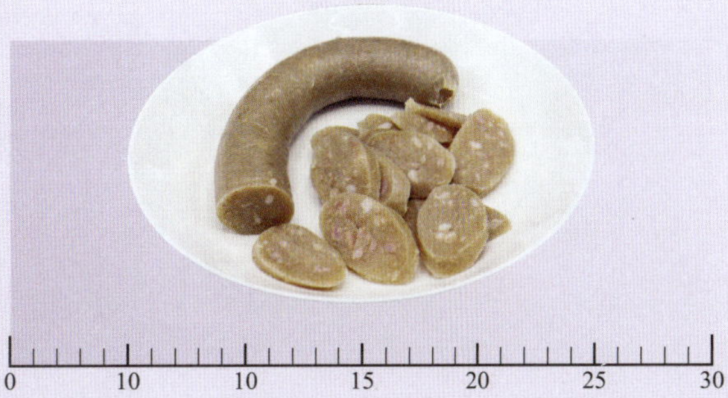

食物名称：肉皮冻

重　　量：313 g

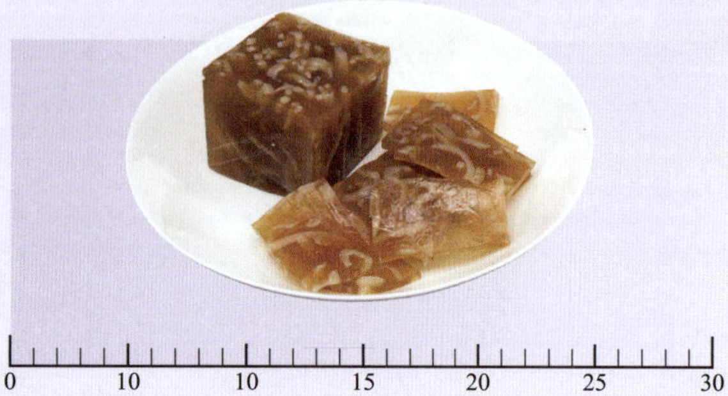

食物名称：盐水鸭肝

重　　量：189 g

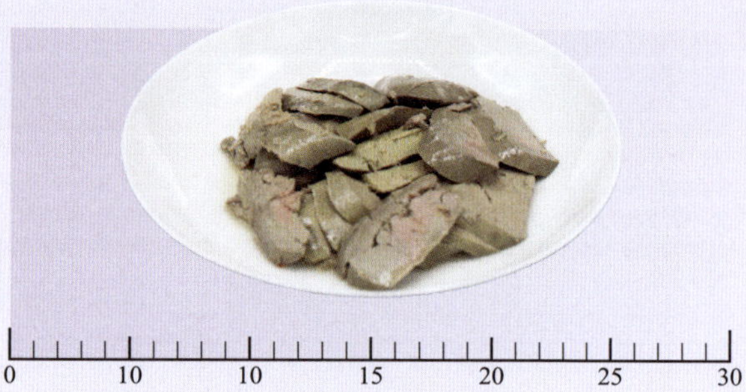

食物名称：芥末鸭掌

重　　量：124 g

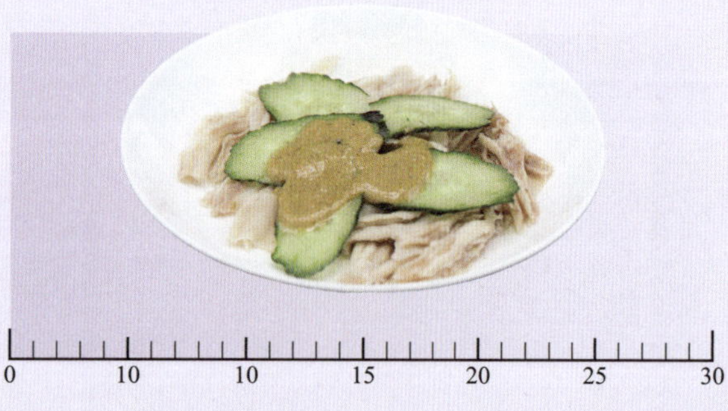

食物名称：秘制手撕鸡

重　　量：192 g

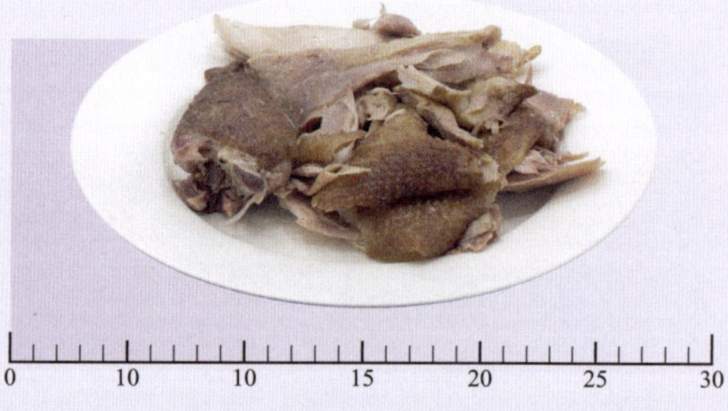

食物名称：凉皮

重　　量：208 g

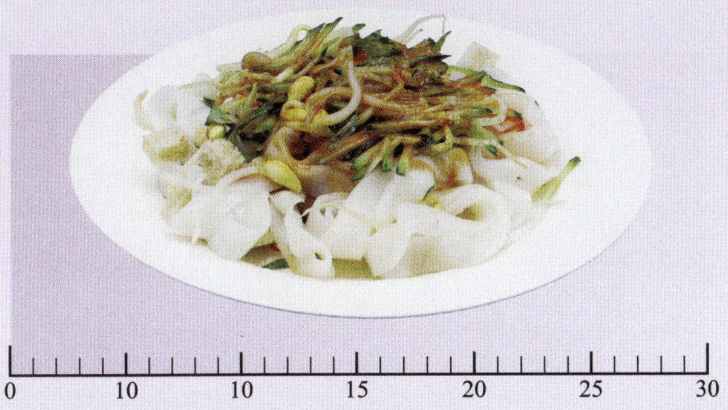

食物名称：乾隆白菜

重　　量：167 g

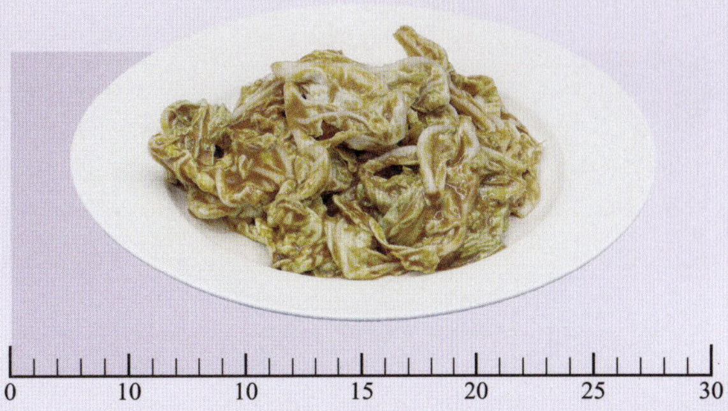

食物名称：果仁菠菜

重　　量：186 g

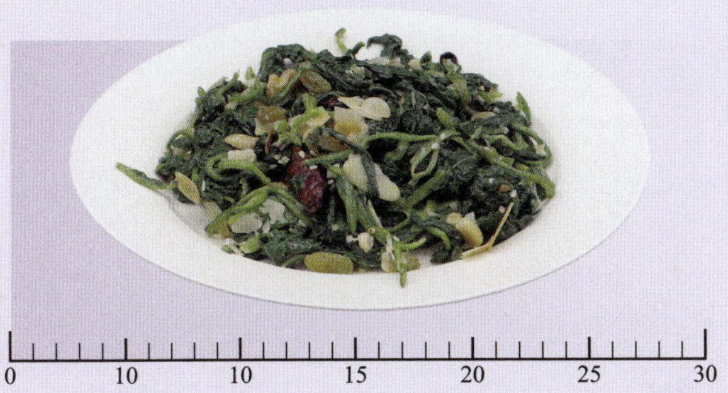

食物名称：大拉皮

重　　量：260 g

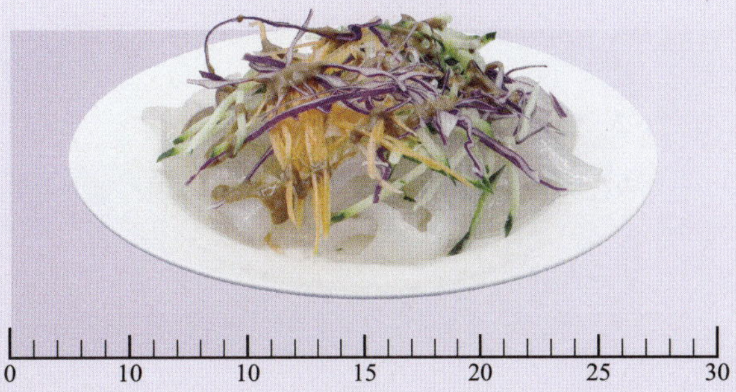

食物名称：桂花山药

重　　量：270 g

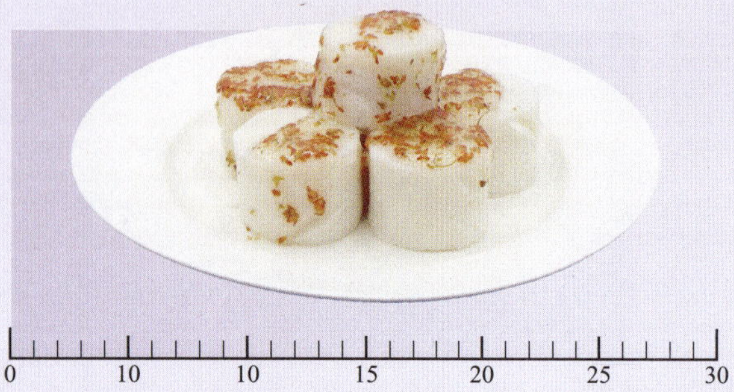

食物名称：拍黄瓜

重　　量：205 g

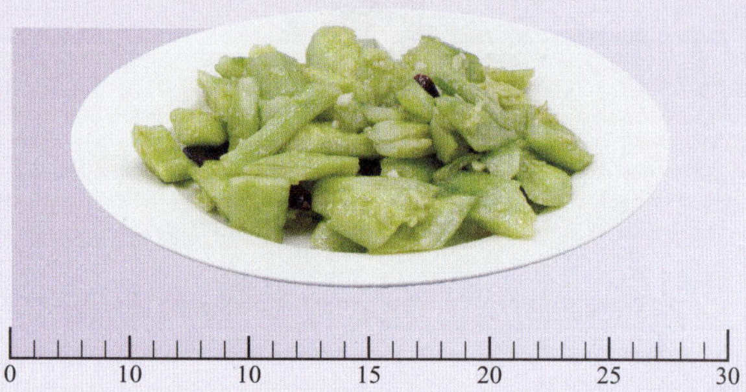

食物名称：芥末墩儿

重　　量：211 g

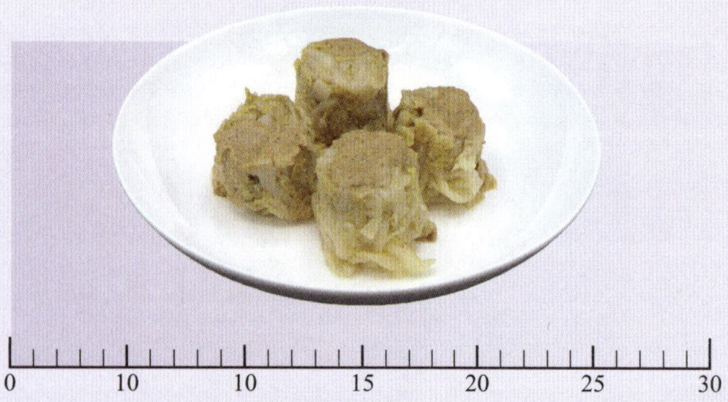

京 热 菜

食物名称：焖炉烤鸭

重　　量：1454 g

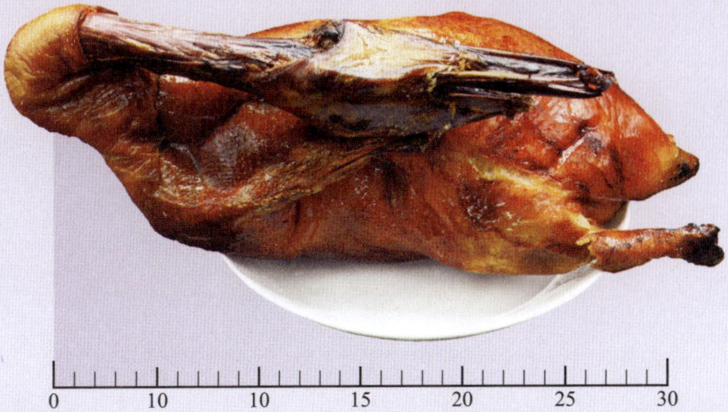

食物名称：挂炉烤鸭

重　　量：180 g

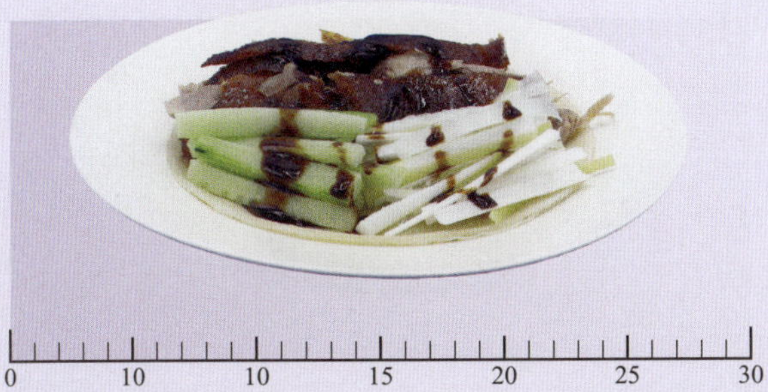

食物名称：精品烤鸭

重　　量：1456 g

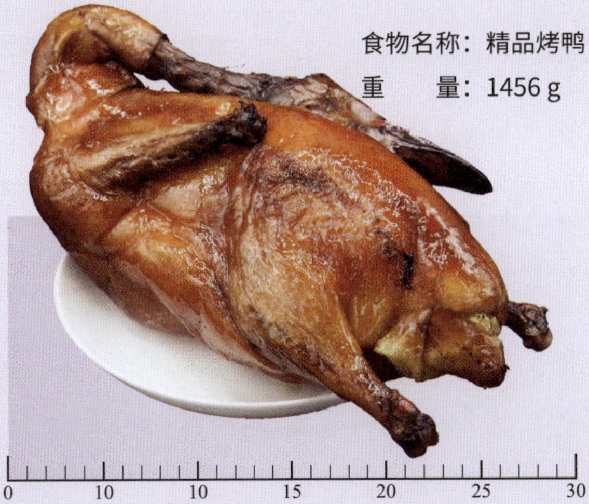

食物名称：干烧鸭四宝

重　　量：195 g

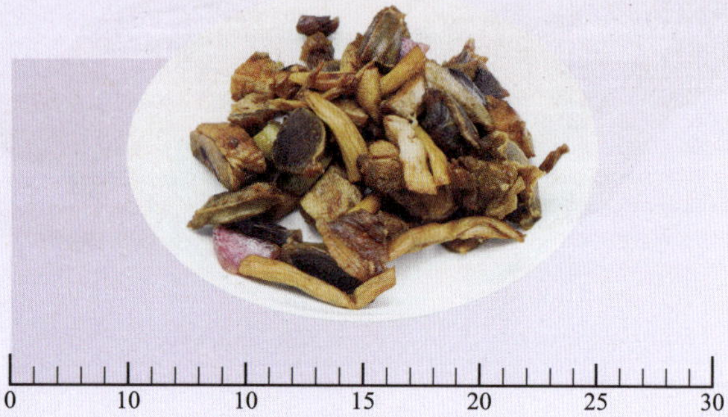

食物名称：火燎鸭心

重　　量：157 g

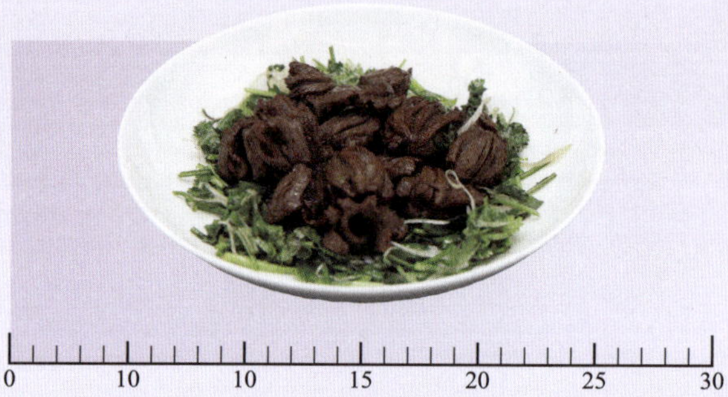

食物名称：秘制鸭舌

重　　量：179 g

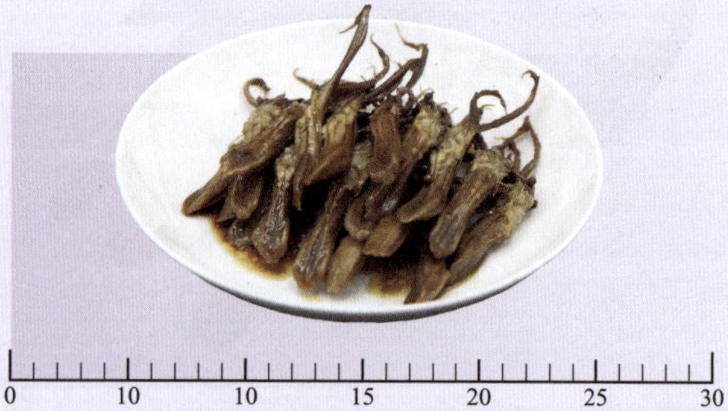

食物名称：椒盐鸭架

重　　量：300 g

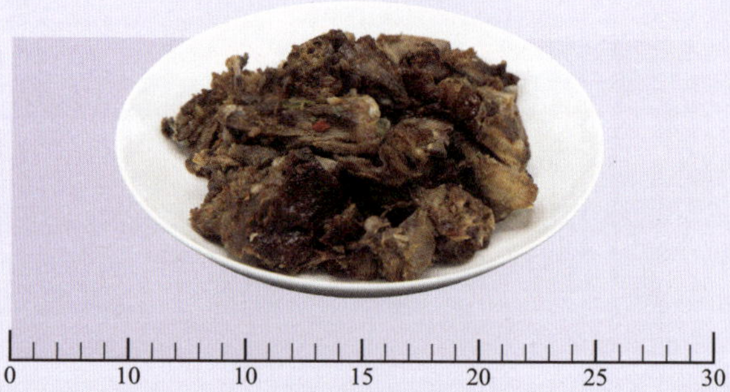

食物名称：京味爆三样

重　　量：294 g

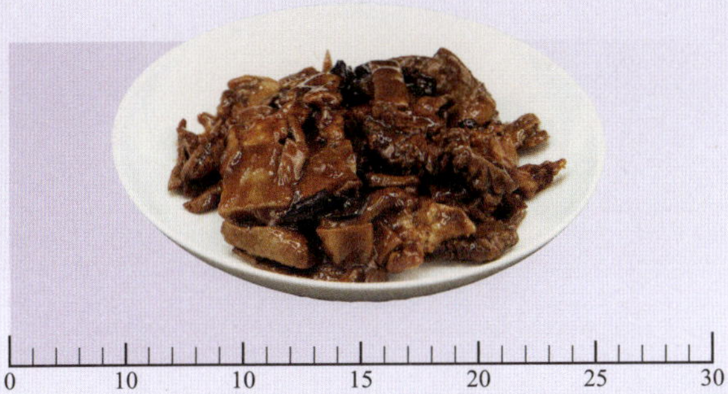

食物名称：鱼头泡饼

重　　量：489 g

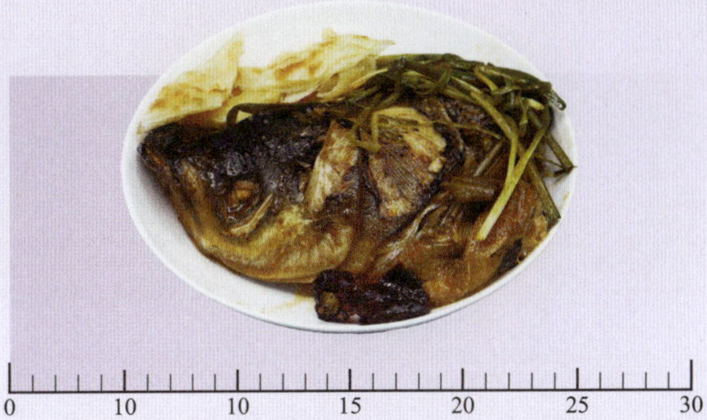

食物名称：带鱼卷饼

重　　量：350 g

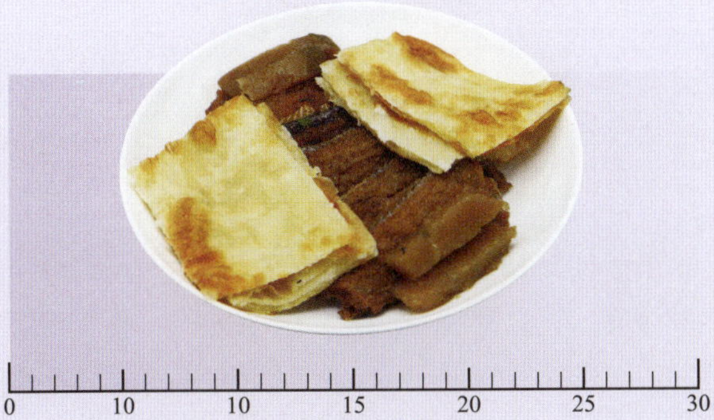

食物名称：腊八蒜烧肥肠

重　　量：325 g

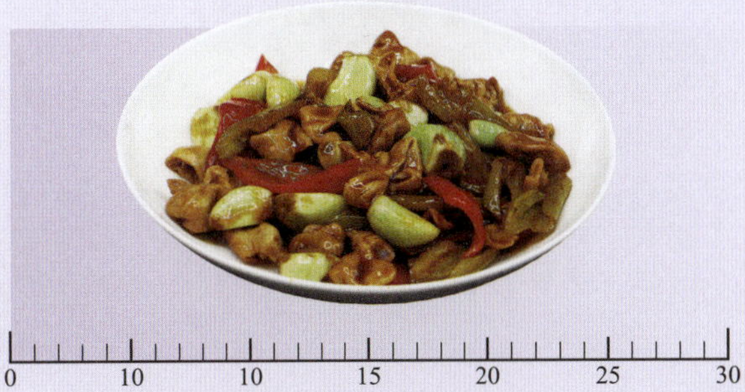

食物名称：贝勒爷烤肉

重　　量：264 g

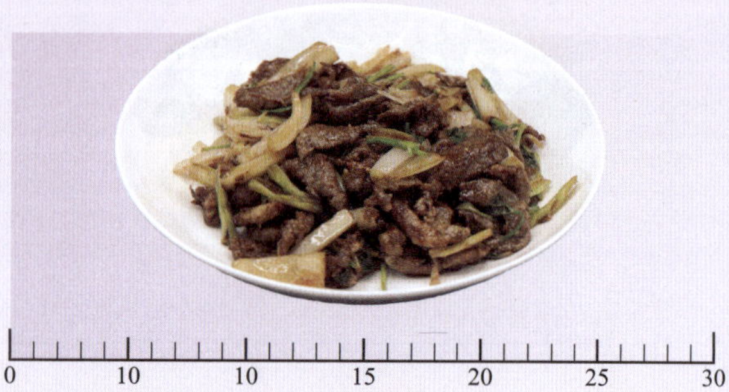

食物名称：白菜烧丸子

重　　量：385 g

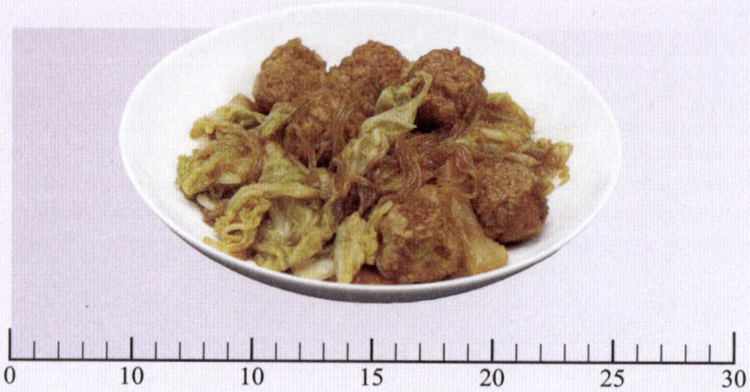

食物名称：肉末白菜粉条

重　　量：256 g

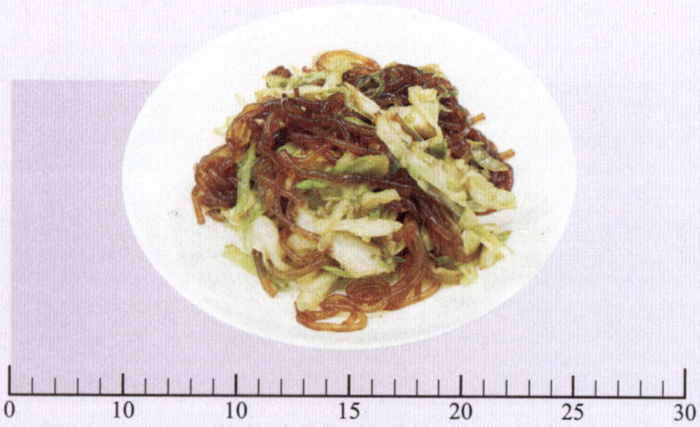

食物名称：炒合菜

重　　量：163 g

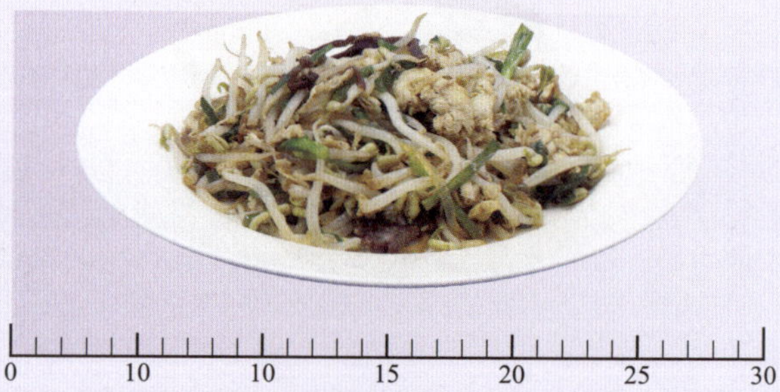

鲁热菜

食物名称：酱肘子

重　　量：577 g

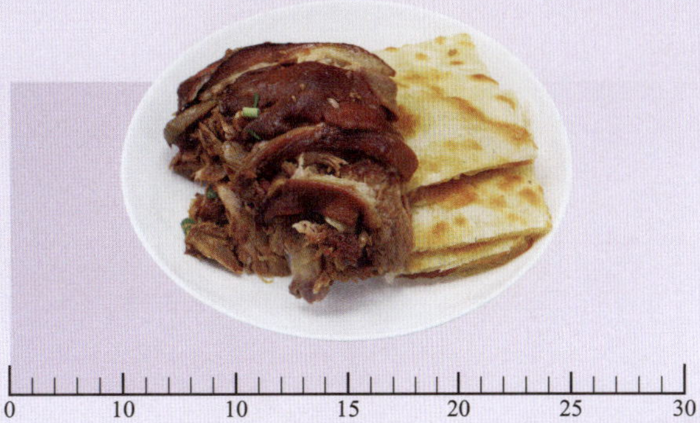

食物名称：炖吊子

重　　量：260 g

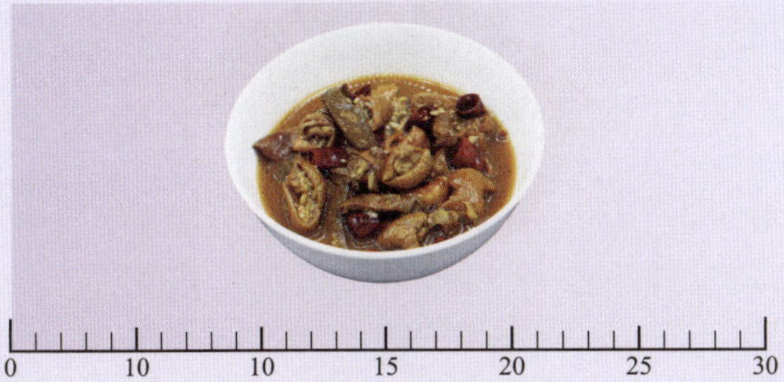

食物名称：熘肝尖

重　　量：341 g

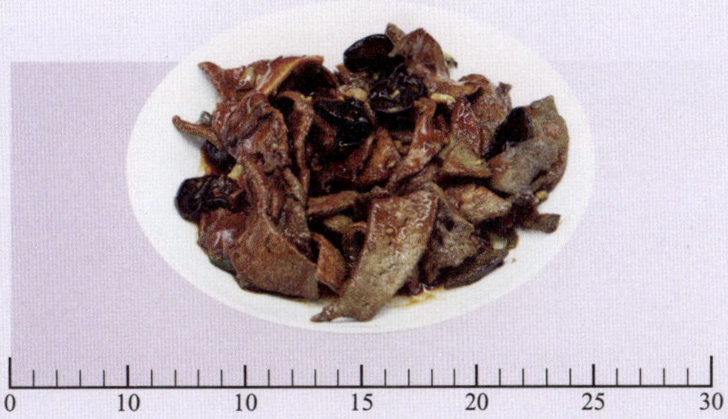

食物名称：爆三样

重　　量：190 g

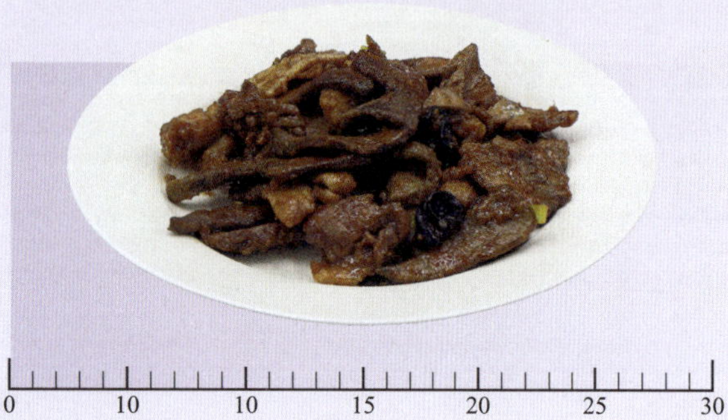

食物名称：糖醋里脊

重　　量：242 g

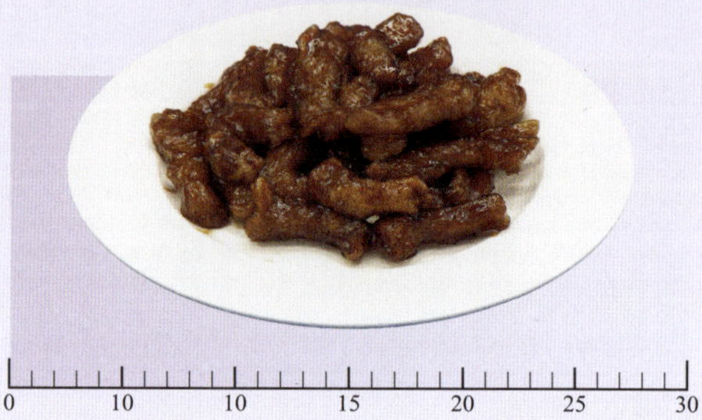

食物名称：滑熘鱼片

重　　量：402 g

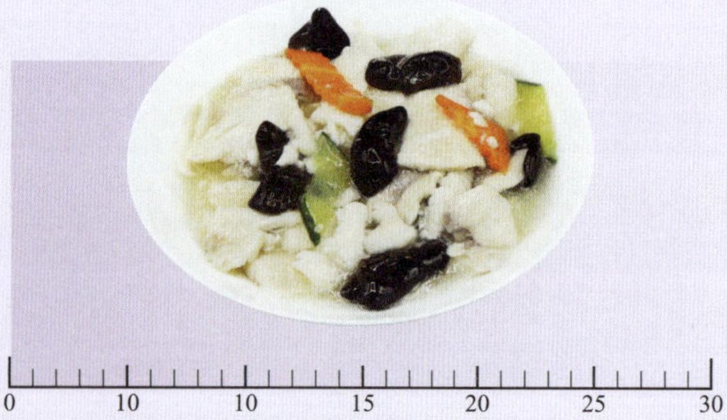

食物名称：焦熘丸子

重　　量：312 g

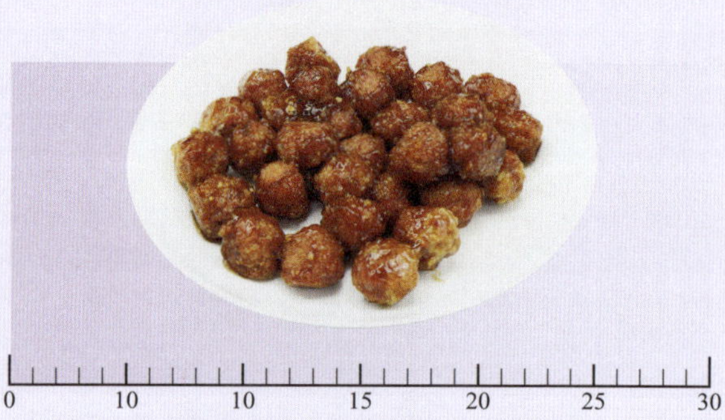

食物名称：干炸丸子
重　　量：284 g

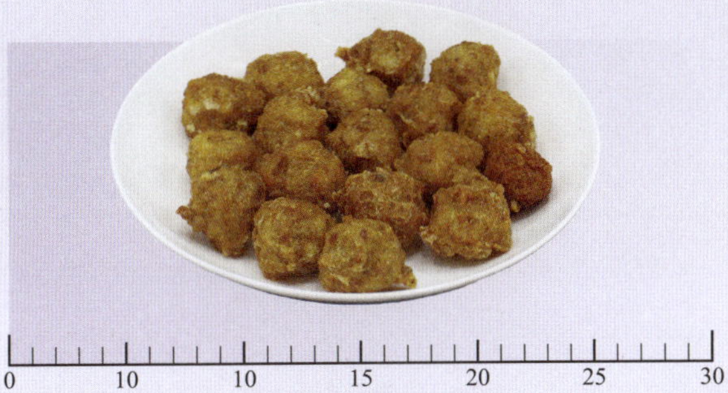

食物名称：烧茄子
重　　量：225 g

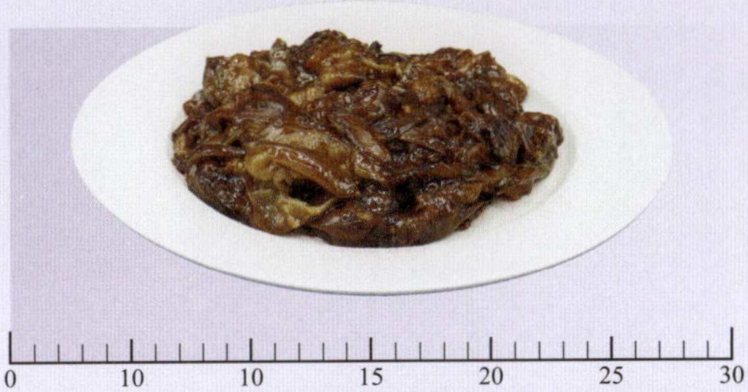

食物名称：醋熘白菜
重　　量：315 g

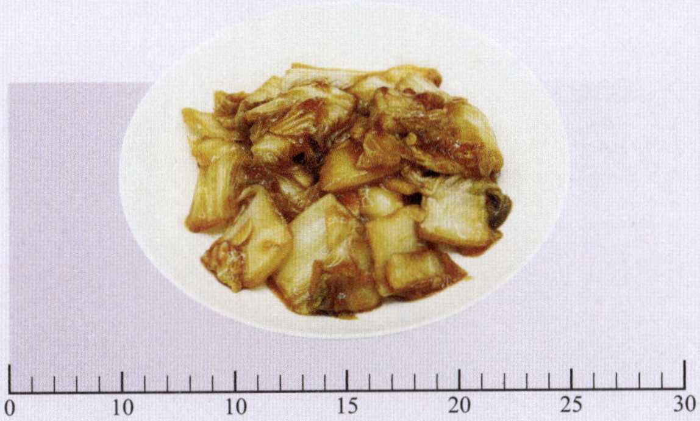

食物名称：西红柿炒鸡蛋
重　　量：248 g

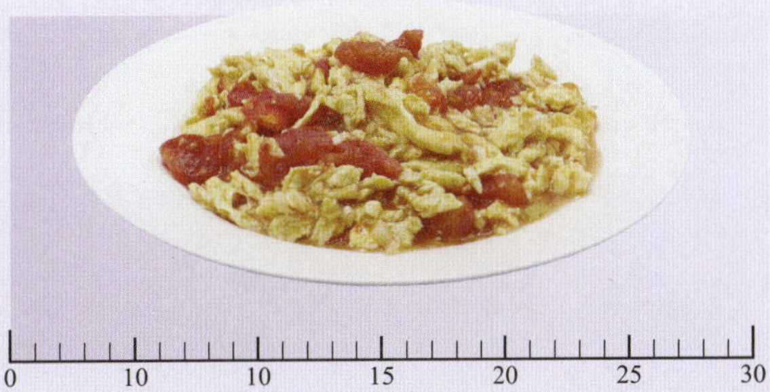

食物名称：三不沾

重　　量：413 g

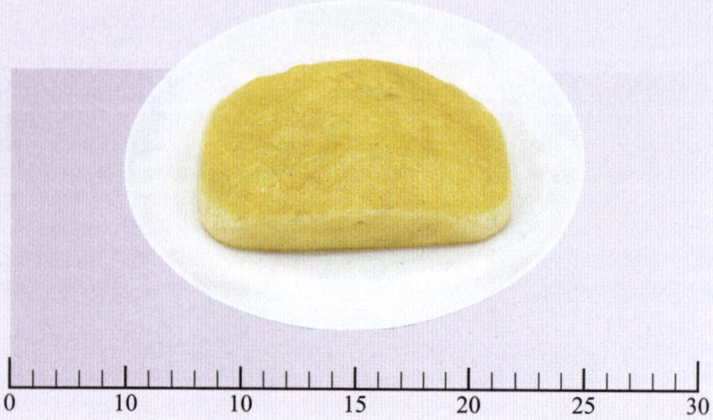

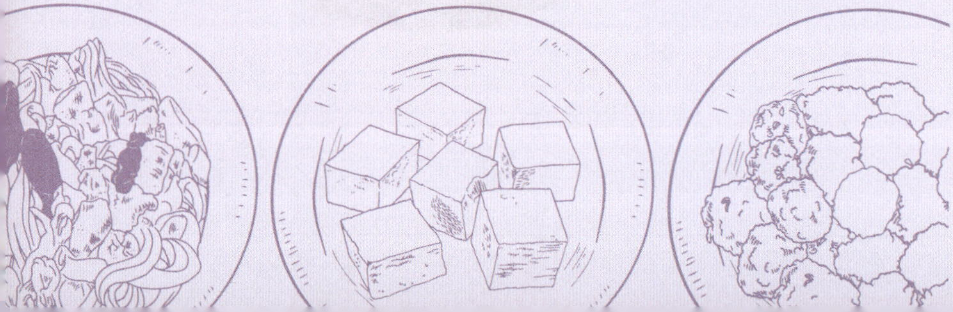

川、贵、湘热菜

食物名称：梅菜扣肉

重　　量：234 g

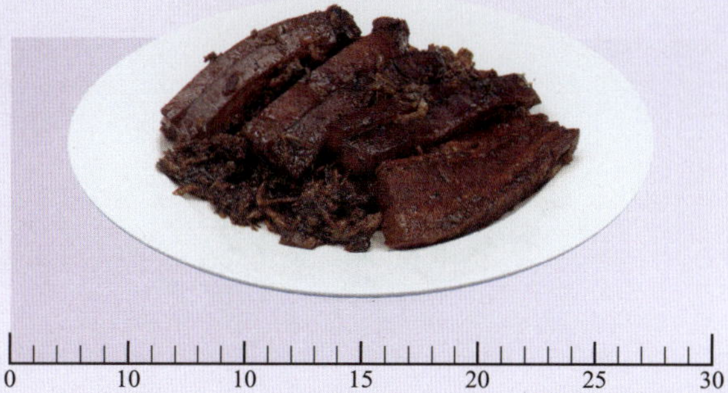

食物名称：回锅肉

重　　量：249 g

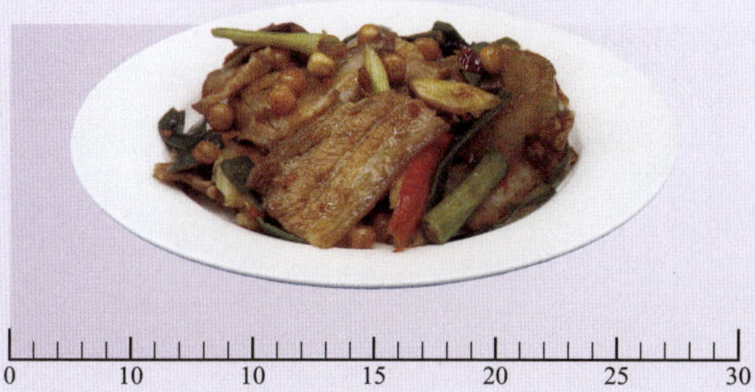

食物名称：粉蒸肉

重　　量：369 g

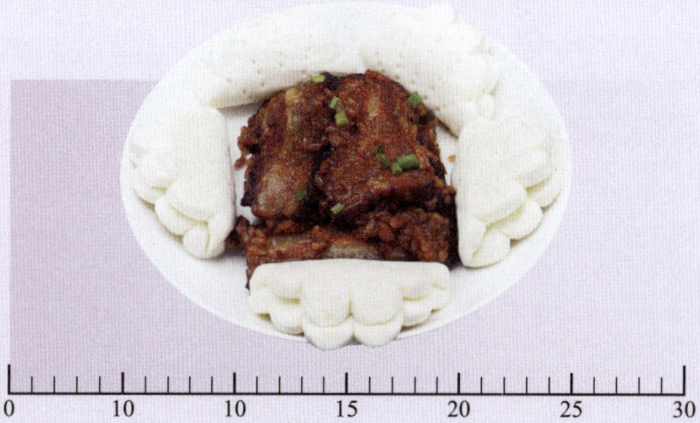

食物名称：宫保鸡丁

重　　量：350 g

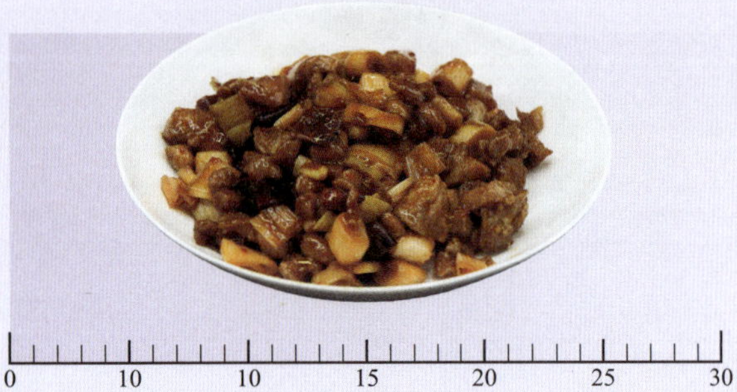

食物名称：宫保大虾球

重　　量：469 g

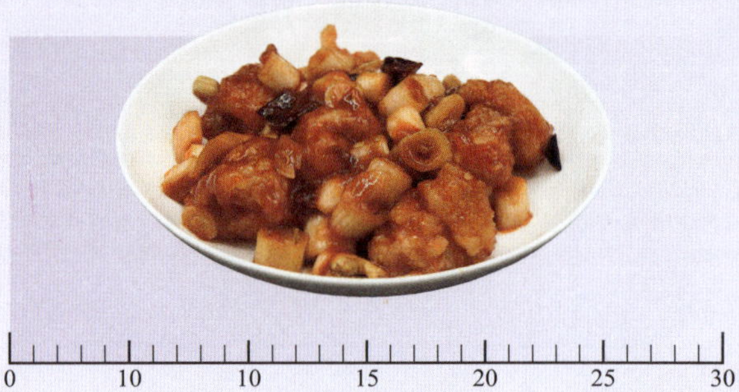

食物名称：宫保虾球

重　　量：288 g

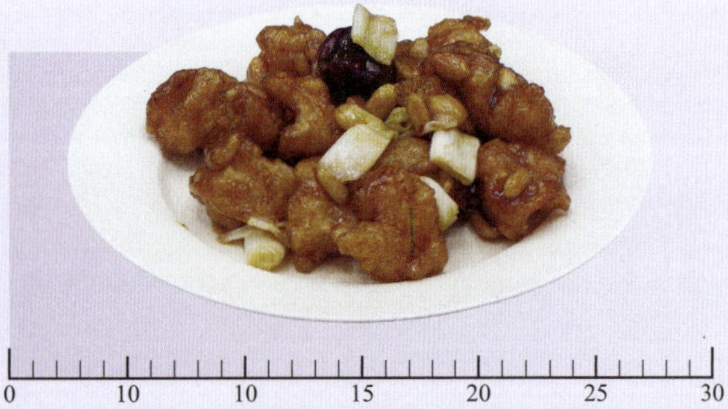

食物名称：鱼香肉丝

重　　量：200 g

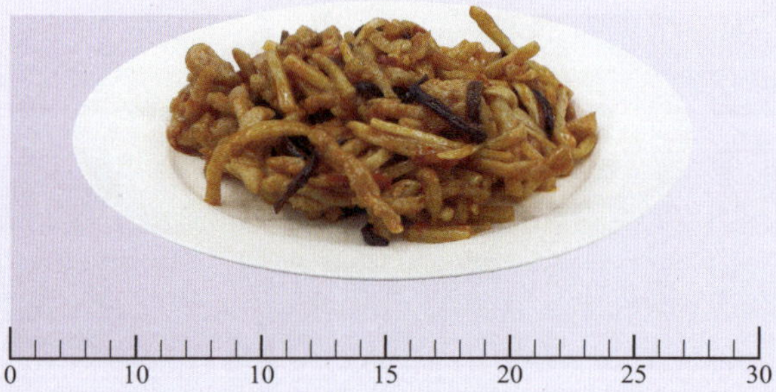

食物名称：水煮肉
重　　量：232 g

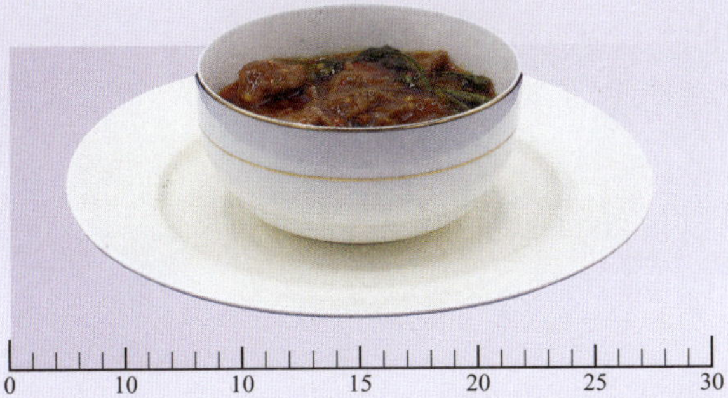

食物名称：水煮鱼
重　　量：185 g

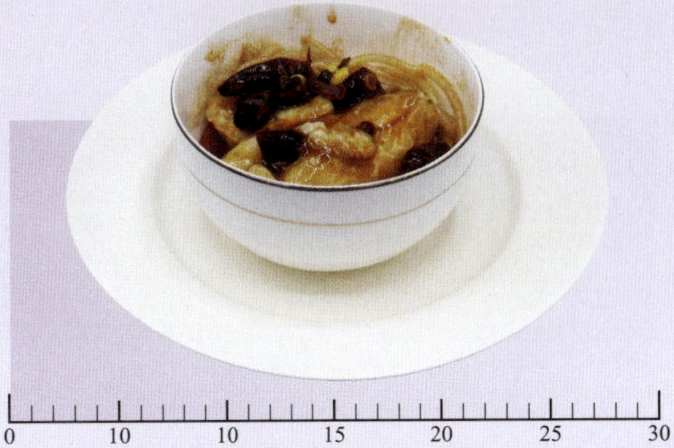

食物名称：干烧大黄鱼
重　　量：604 g

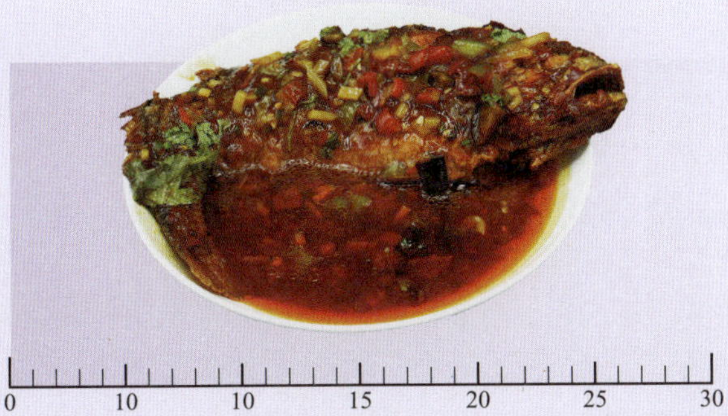

食物名称：酸汤鱼
重　　量：243 g

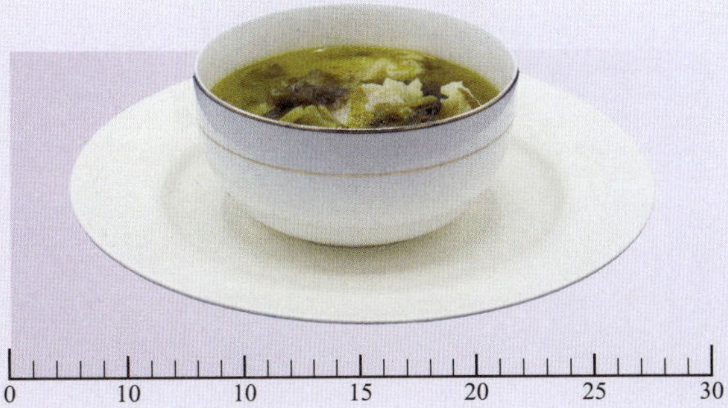

食物名称：毛血旺

重　　量：238 g

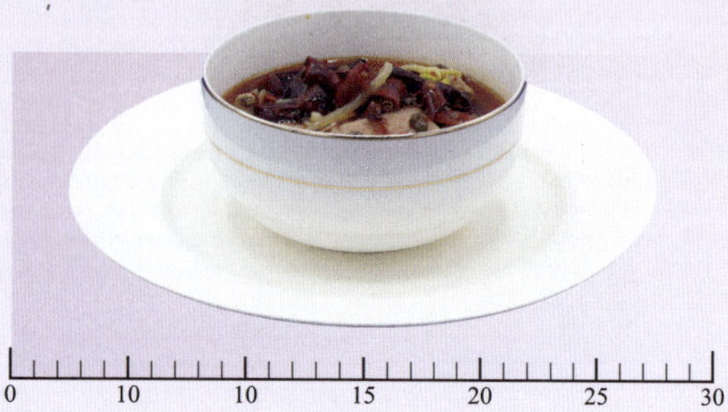

食物名称：剁椒鸭肠

重　　量：213 g

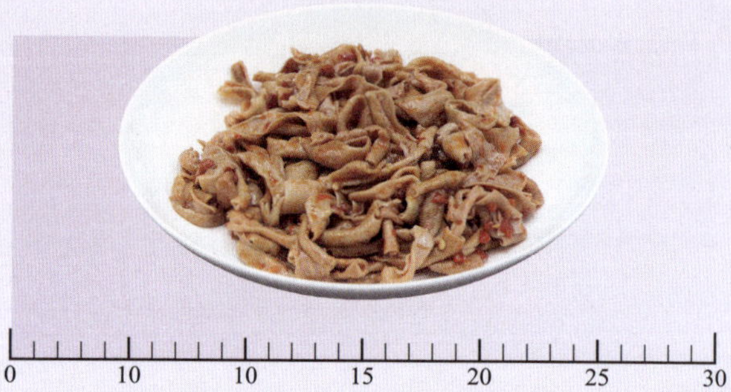

食物名称：农家小炒肉

重　　量：162 g

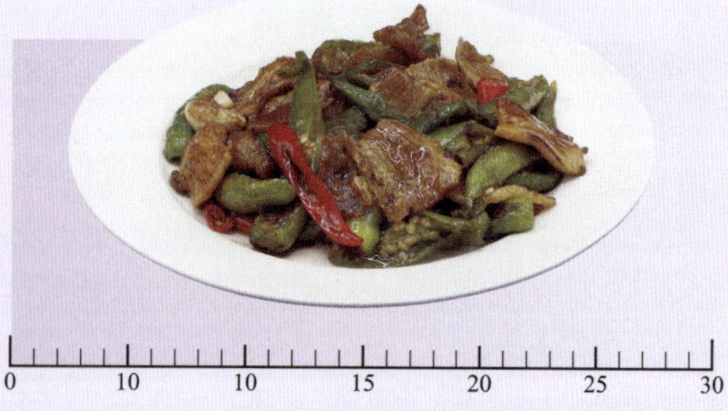

食物名称：麻婆豆腐

重　　量：231 g

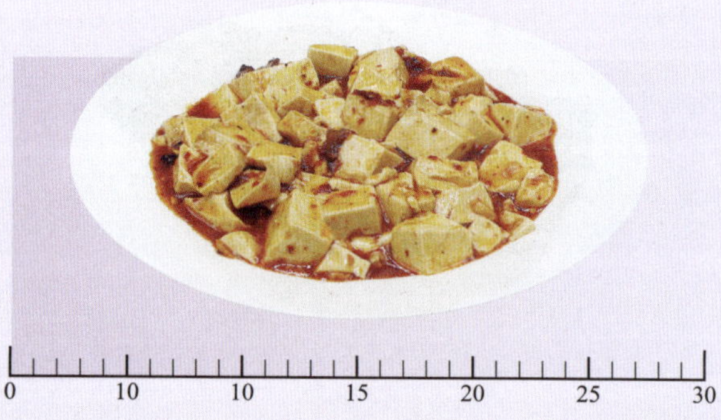

食物名称：干煸豆角

重　　量：103 g

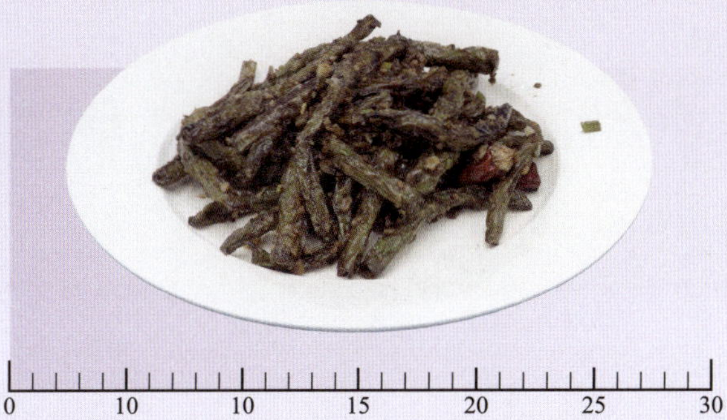

食物名称：干锅菜花

重　　量：190 g

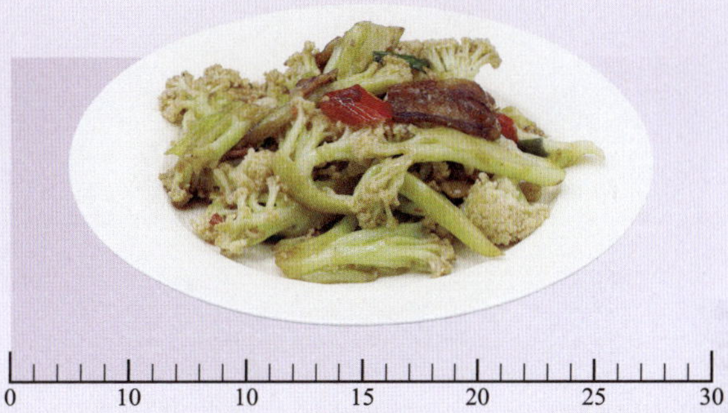

食物名称：酸辣土豆丝

重　　量：146 g

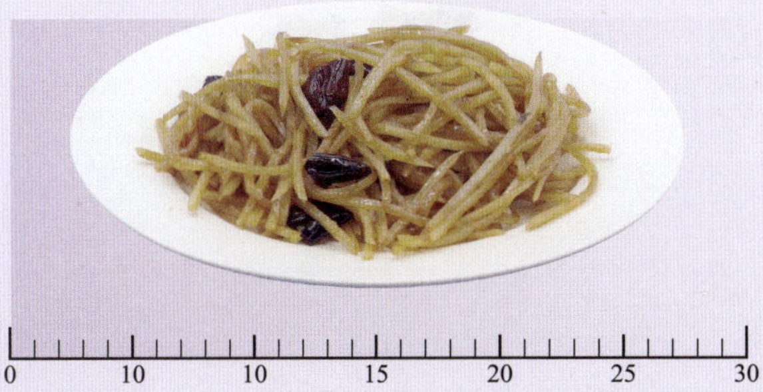

苏、浙、粤 热菜

食物名称：响油鳝糊

重　　量：384 g

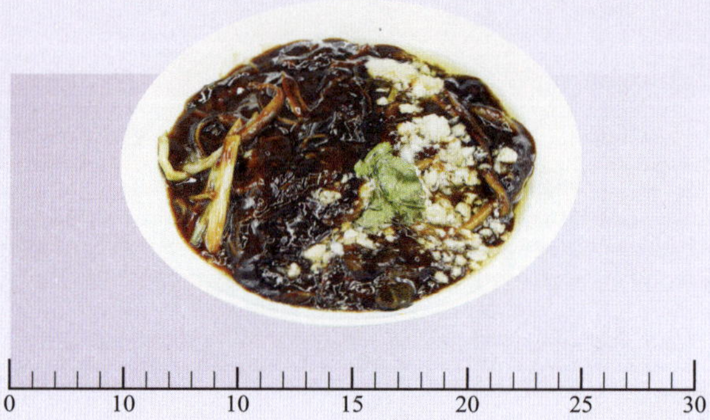

食物名称：松鼠鳜鱼

重　　量：479 g

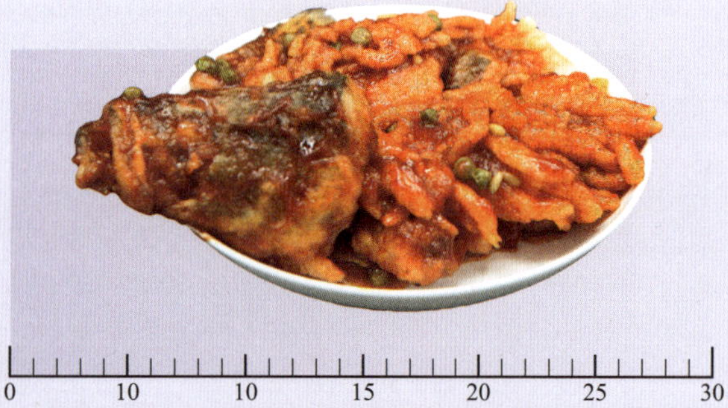

食物名称：红烧肉

重　　量：173 g

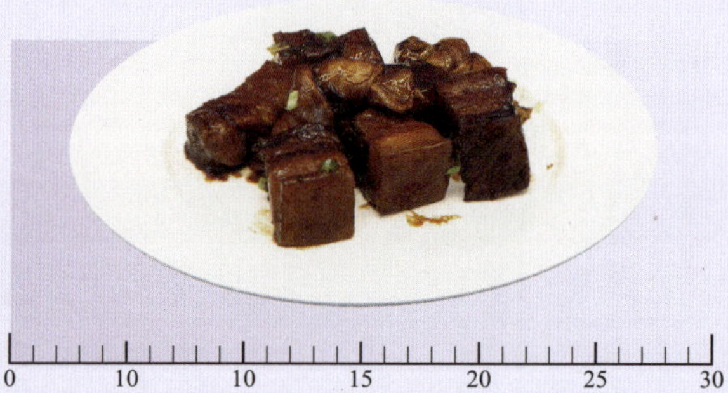

食物名称：红烧狮子头
重　　量：132 g

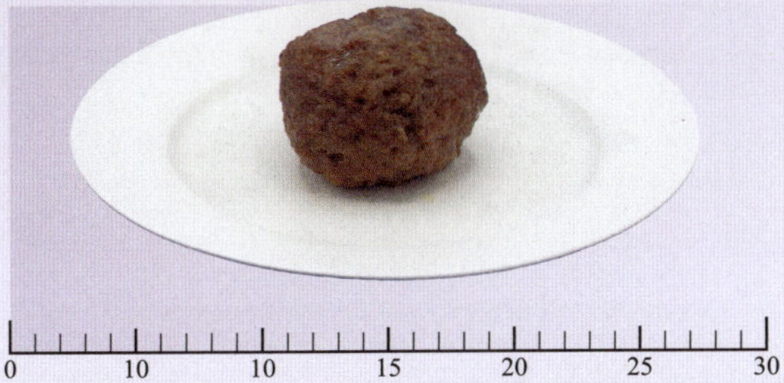

食物名称：蒜蓉粉丝蒸丝瓜
重　　量：174 g

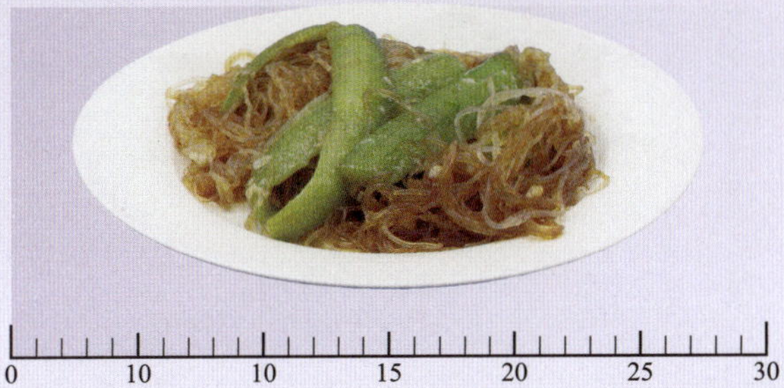

食物名称：蒜蓉娃娃菜
重　　量：320 g

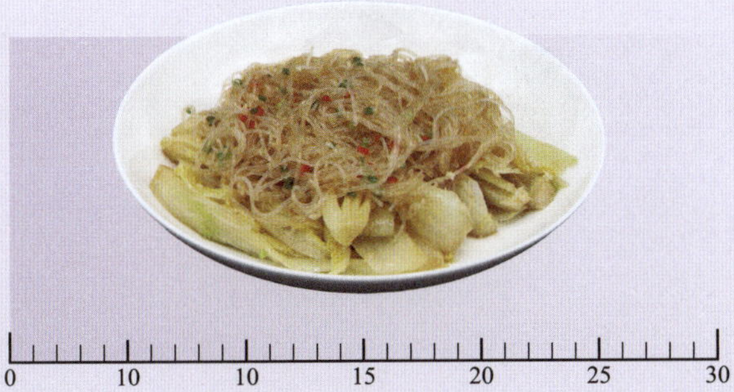

食物名称：蒜蓉粉丝娃娃菜
重　　量：247 g

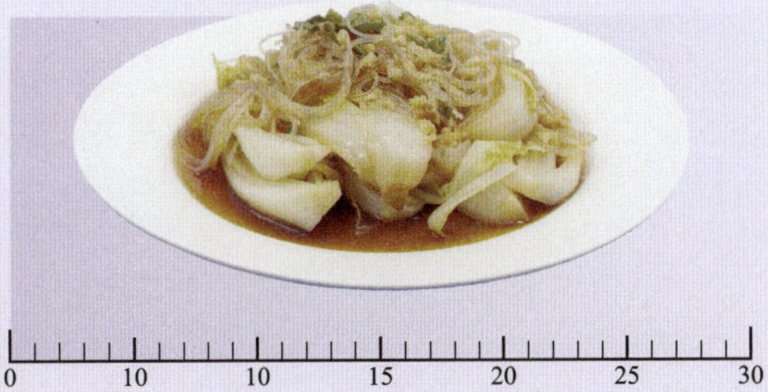

食物名称：白灼芥蓝

重　　量：102 g

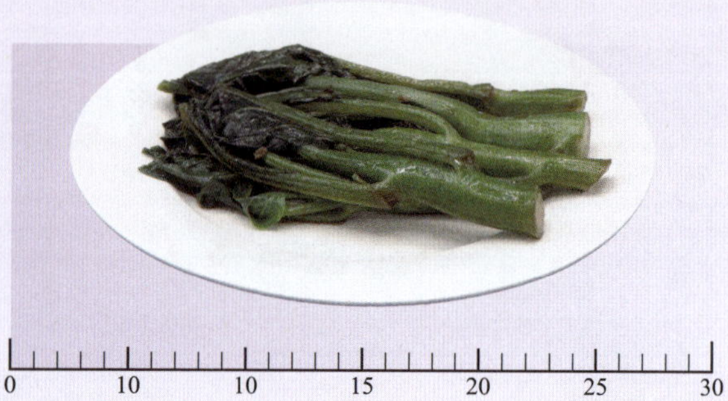

食物名称：白灼秋葵

重　　量：192 g

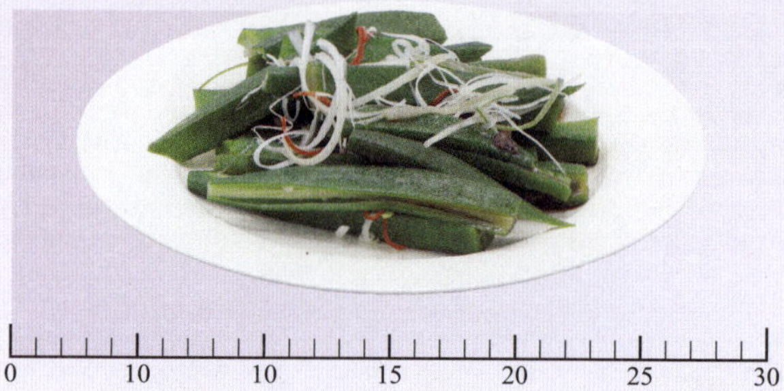

食物名称：松仁玉米

重　　量：199 g

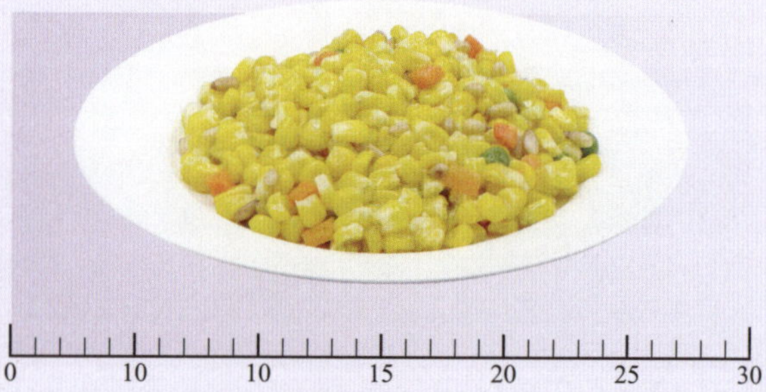

食物名称：荷塘月色

重　　量：153 g

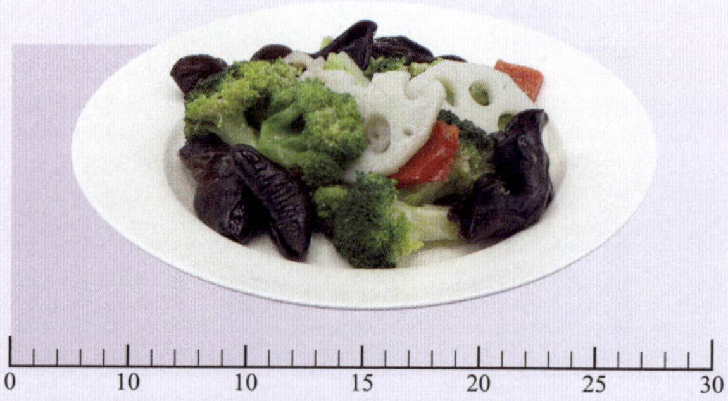

清 真 菜

食物名称：扒牛肉条

重　　量：297 g

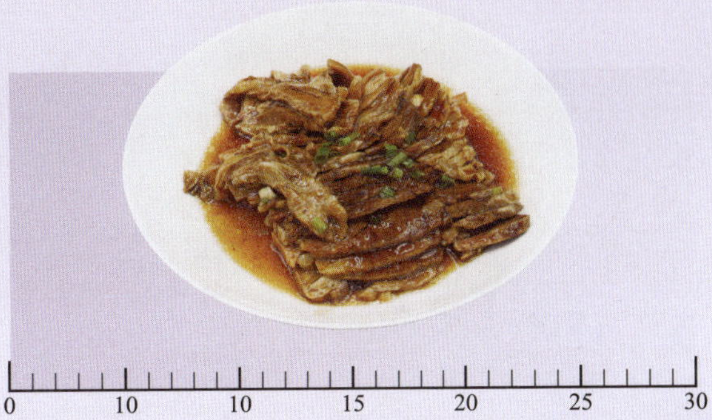

食物名称：扒羊肉条

重　　量：278 g

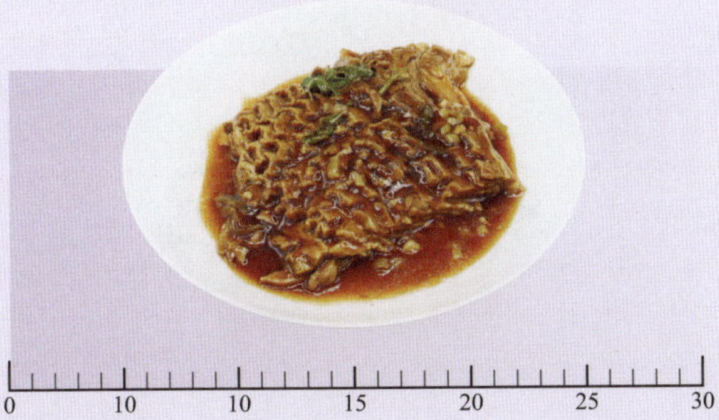

食物名称：羊肉串

重　　量：145 g

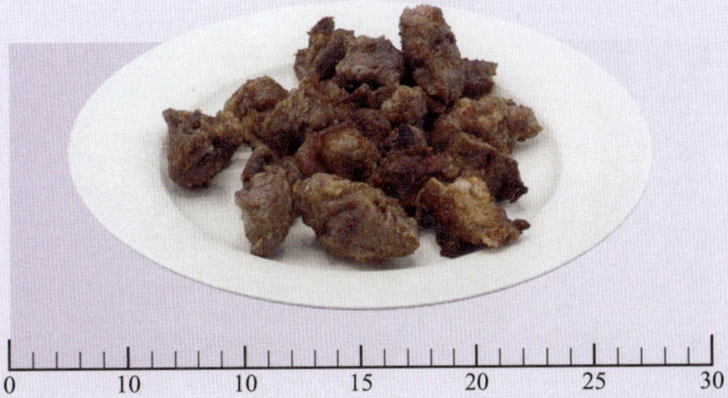

食物名称：葱爆羊肉

重　　量：208 g

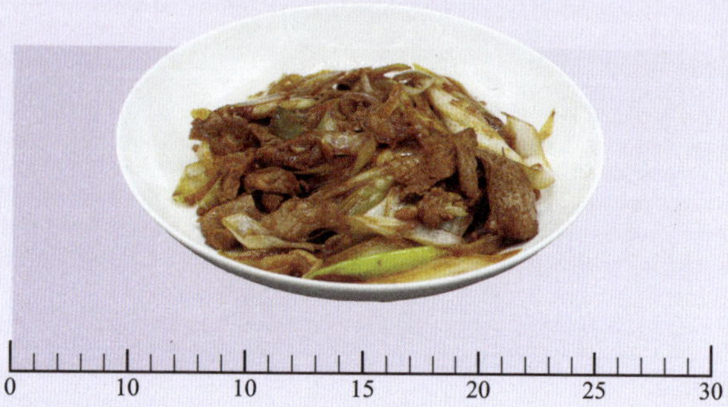

食物名称：葱烧蹄筋

重　　量：379 g

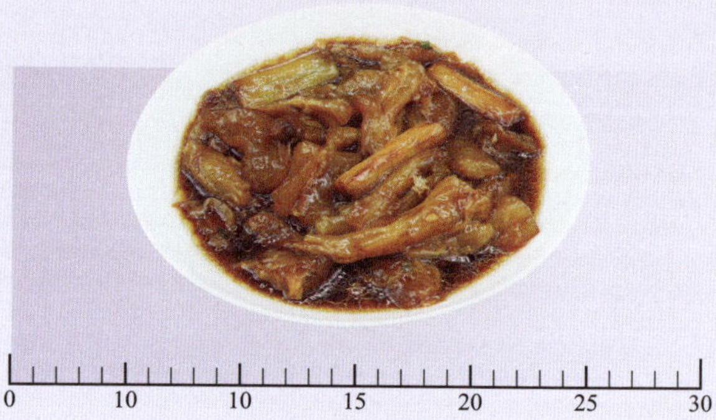

食物名称：芫爆散丹

重　　量：231 g

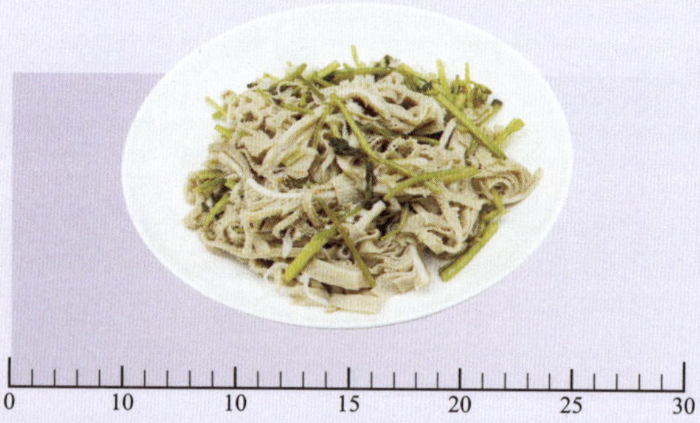

食物名称：爆牛百叶

重　　量：150 g

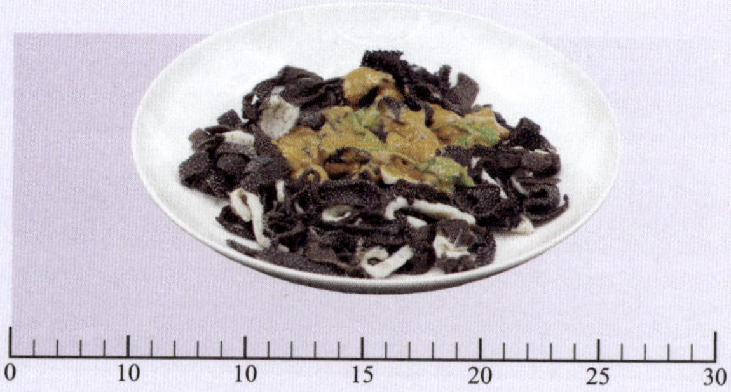

食物名称：它似蜜

重　　量：387 g

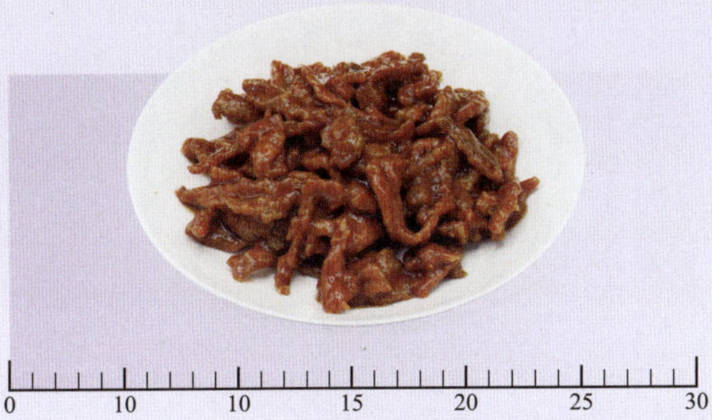

食物名称：醋熘木须

重　　量：293 g

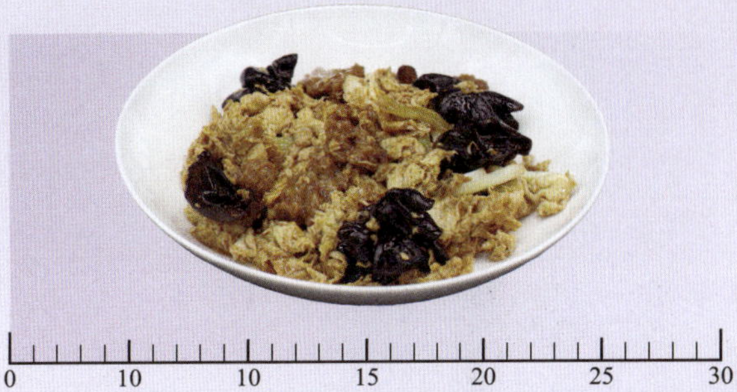

食物名称：炸松肉

重　　量：176 g

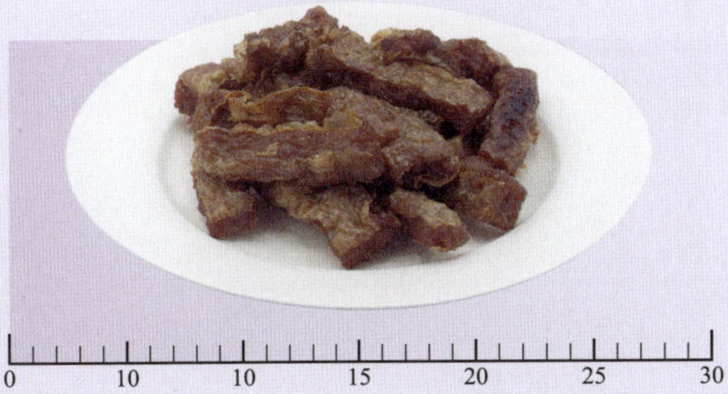

食物名称：麻豆腐

重　　量：349 g

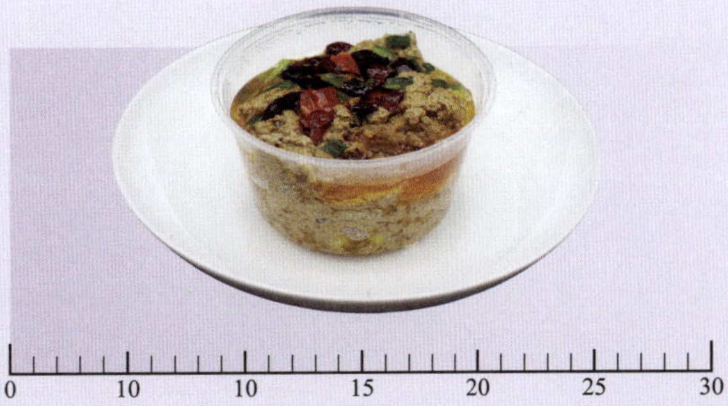

食物名称：羊杂汤

重　　量：248 g

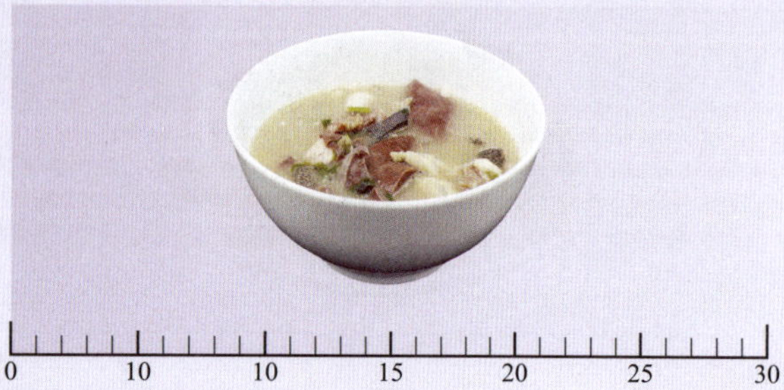

食物名称：炸豆腐汤

重　　量：267 g

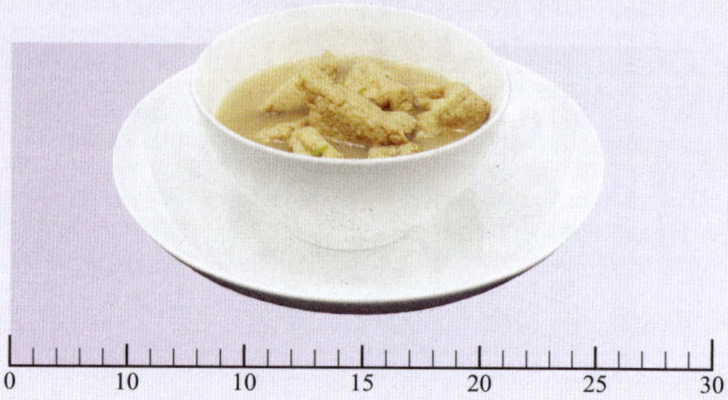

热销小吃

食物名称：糖火烧

重　　量：216 g

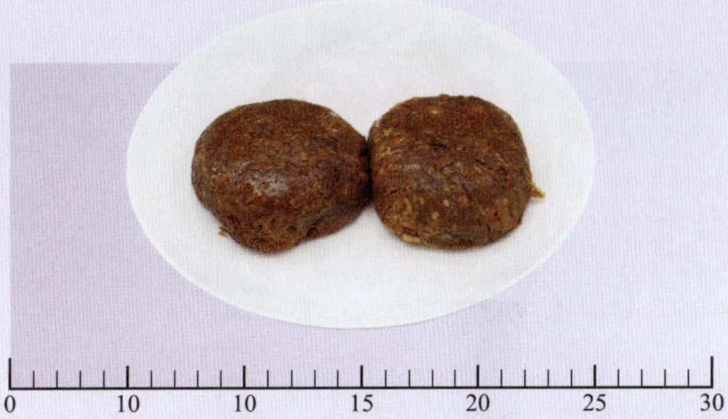

食物名称：糖油饼

重　　量：118 g

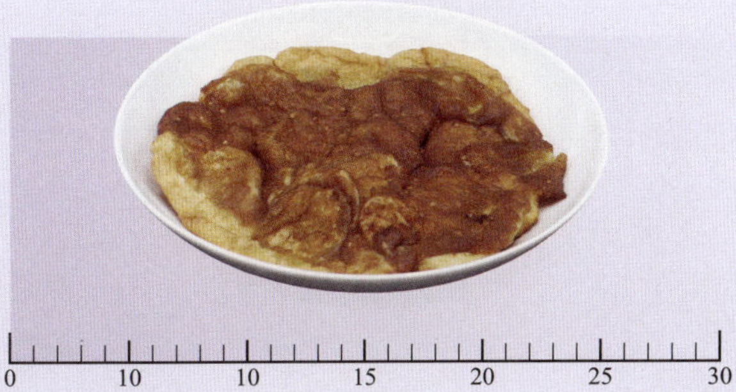

食物名称：糖耳朵

重　　量：238 g

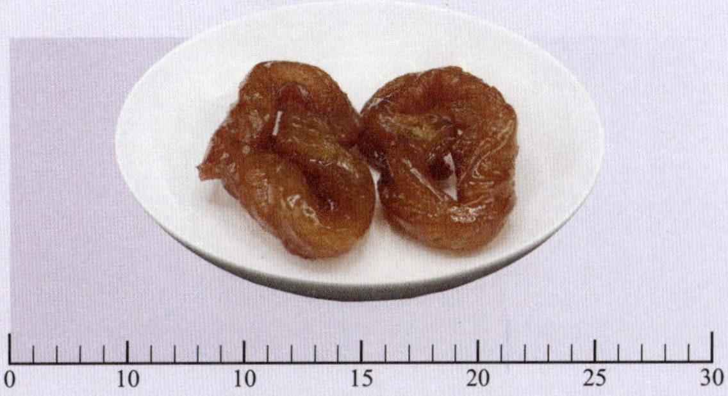

食物名称：糖卷果

重　　量：352 g

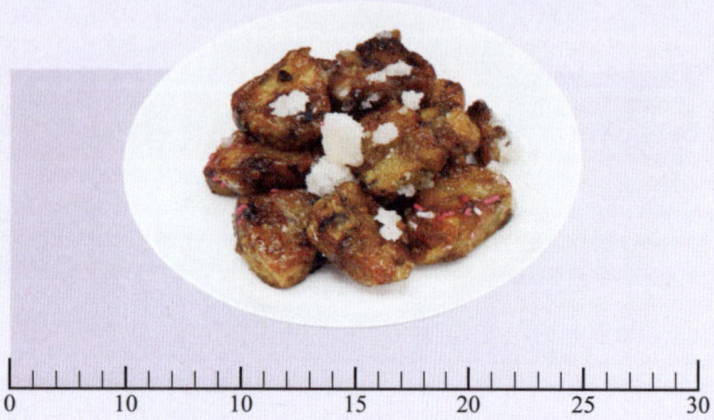

食物名称：炸糕

重　　量：145 g

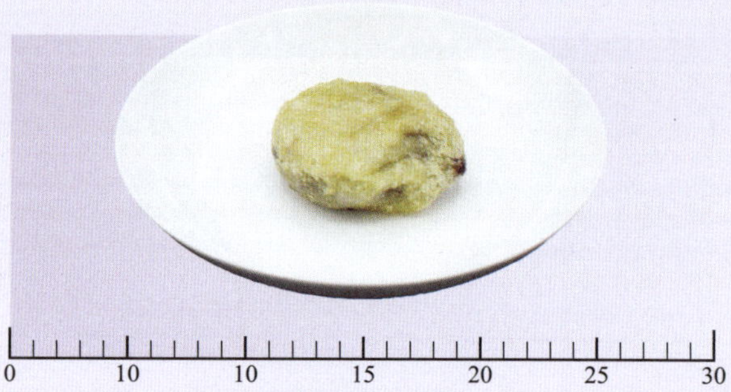

食物名称：奶油炸糕

重　　量：147 g

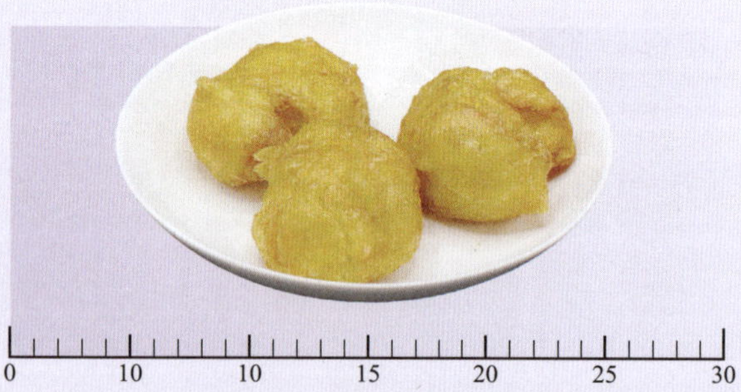

食物名称：焦圈

重　　量：43 g

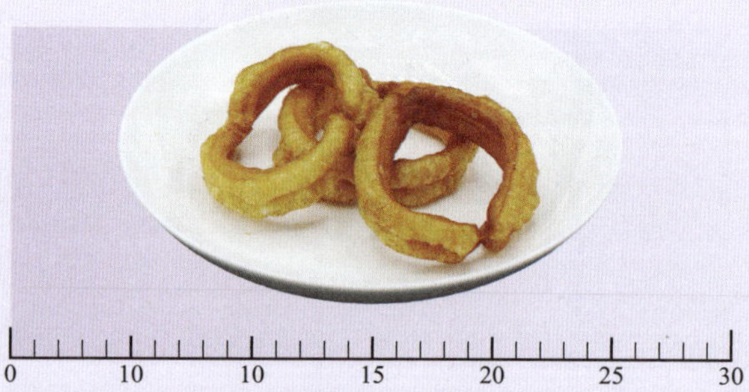

食物名称：驴打滚

重　　量：141 g

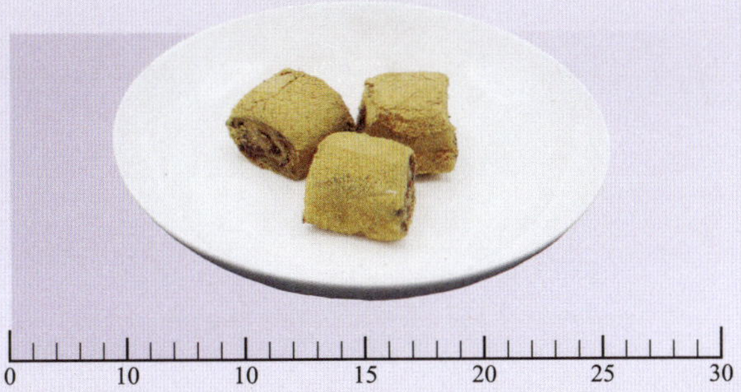

食物名称：蛤蟆吐蜜

重　　量：349 g

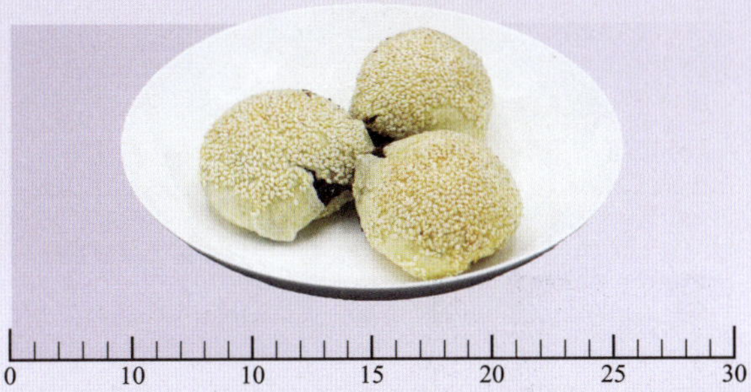

食物名称：果料切糕

重　　量：451 g

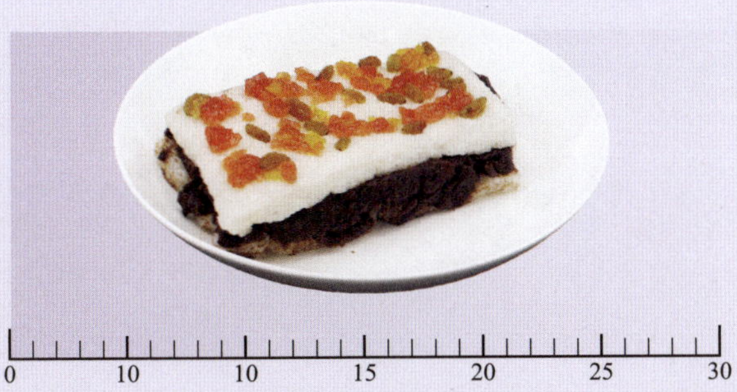

食物名称：芸豆卷

重　　量：128 g

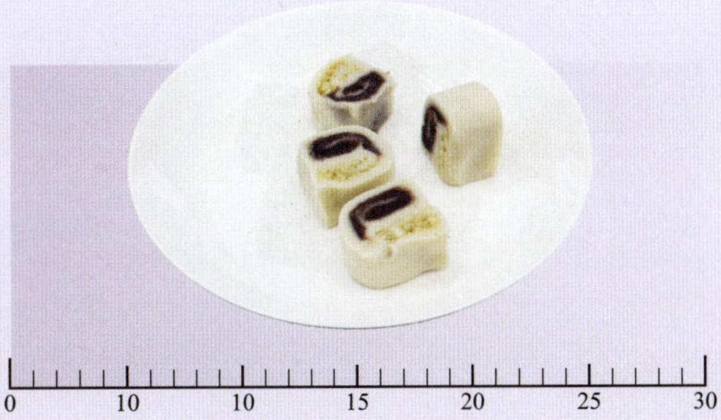

食物名称：豌豆黄

重　　量：161 g

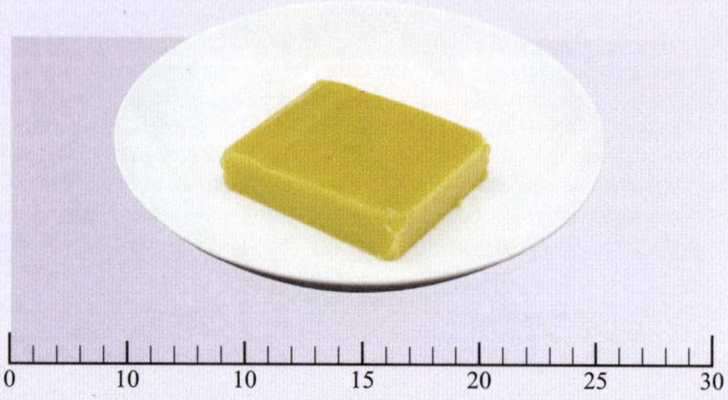

食物名称：杏仁豆腐

重　　量：395 g

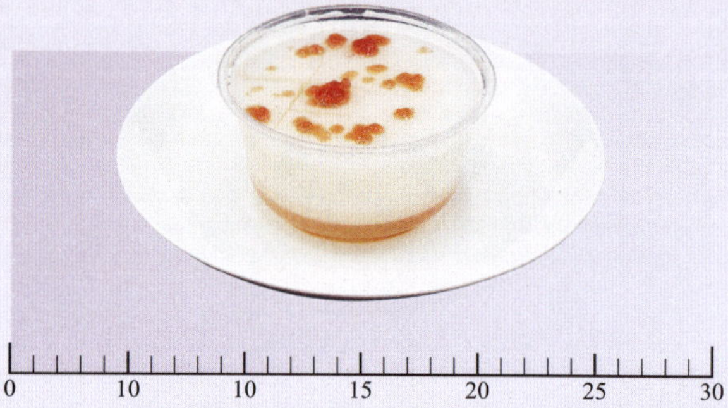

食物名称：小豆凉糕

重　　量：174 g

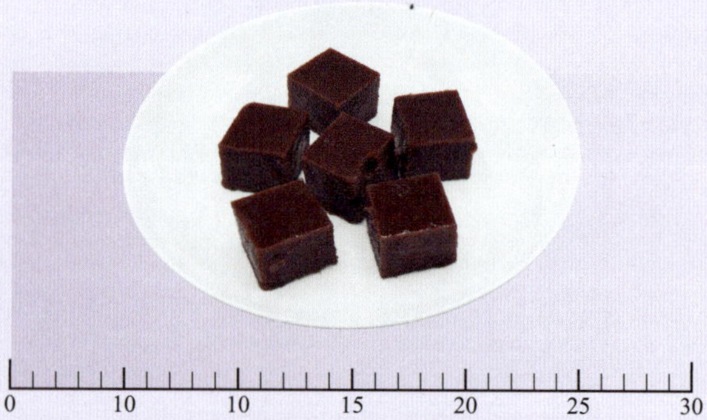

食物名称：炸灌肠

重　　量：236 g

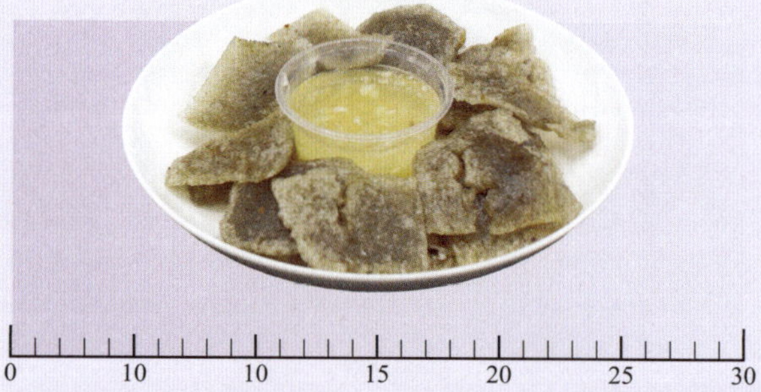

食物名称：素丸子

重　　量：255 g

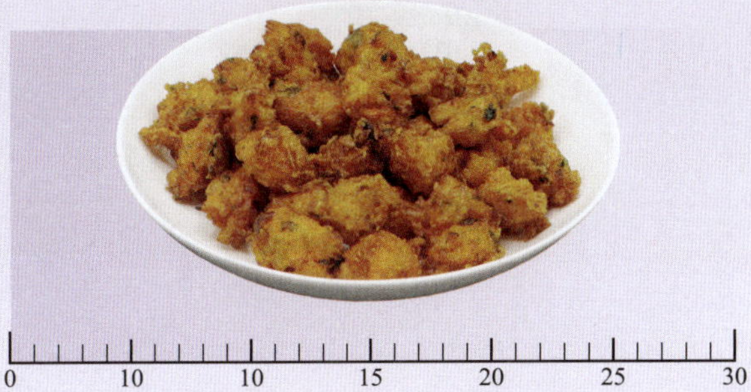

食物名称：豆汁

重　　量：243 g

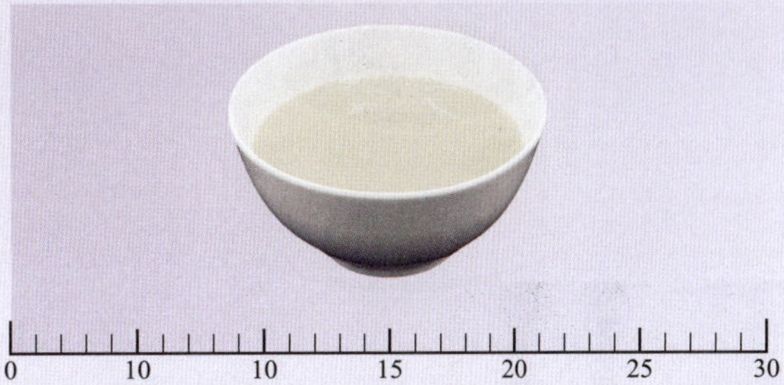

食物名称：面茶

重　　量：454 g

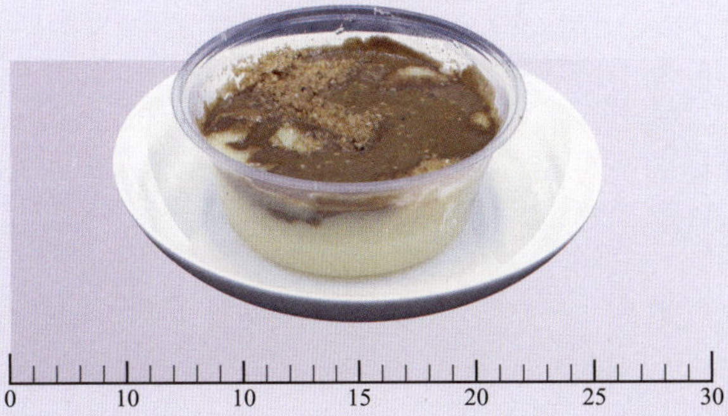

食物名称：杏仁茶

重　　量：286 g

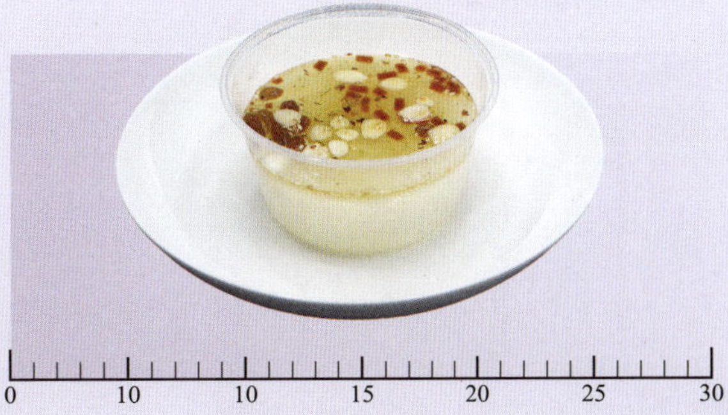

食物名称：茶汤

重　　量：294 g

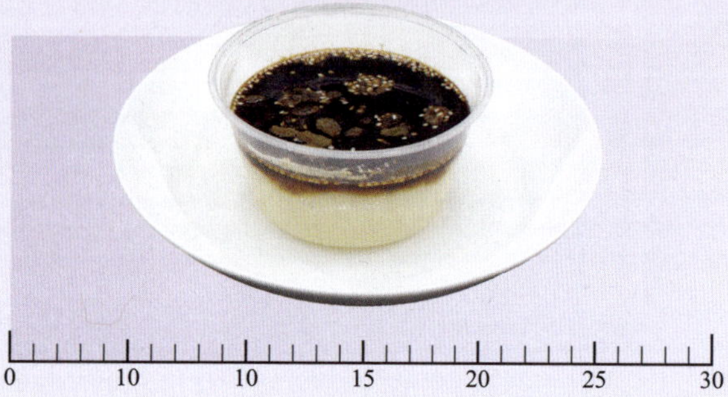

食物名称：炒肝

重　　量：370 g

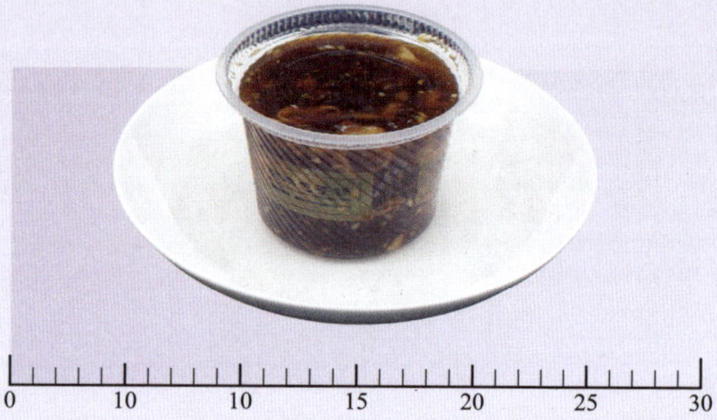

食物名称：豆腐脑

重　　量：371 g

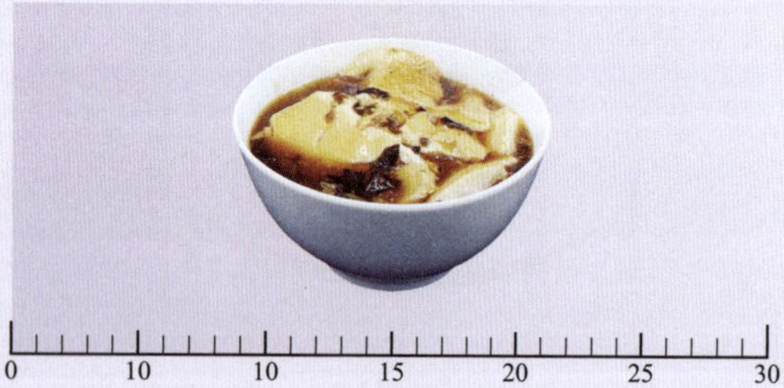